がん予防時代 最低限、必要なこと

昭和大学名誉教授 理学博士
中谷一泰 著

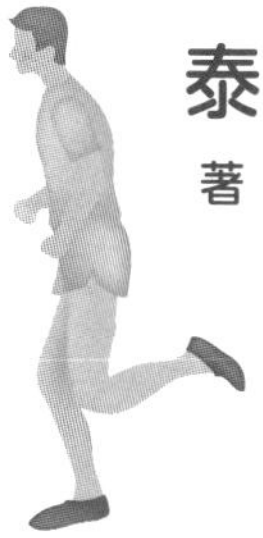

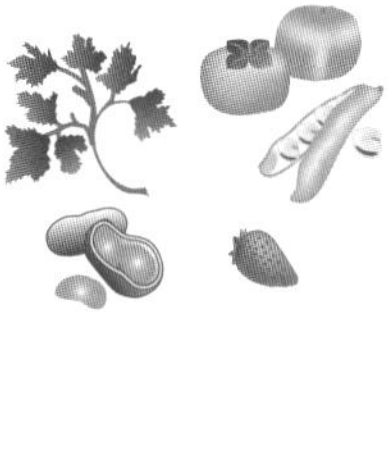

西村書店

がん予防時代　最低限、必要なこと――目次

第4章　がん治療法の進歩　93

はじめに

皆さんのまわりには、がんで亡くなった方や、がんになったけれど何事もなかったかのように元気に暮らしている方が多いと思います。また、テレビや新聞、雑誌で、がんにならないためには何を食べたらよいかとか、どんな抗がん剤が効くかという情報をしばしば目にしておられることでしょう。

しかしながら、なぜがんになるのか、なぜこの食物ががん予防に効果的なのかという原理までわかりやすく説明している記事はとても少ないようです。そのため、がんはなんとなくわかりにくく、聞くたびに話が違うと感じている方も多いかもしれません。まとめられた簡潔な説明が難しい大きな理由は、がんについての理解や、がんの治療法が急速に進歩したことにあります。

今から約七〇年前、一九三五（昭和一〇）年の日本内科学会では、「死の病」と恐れられていた血液のがんである白血病について、「白血病は治療の根本方針もわからない」と講演されていた記録が残っています。私も医科系の大学で抗がん剤の研究をしていたとき、同僚の医師から「そんな不可能な研究はやめたほうがよい」という脅迫的な忠告を受けたことがあります。そういう医学界の雰囲気の中で、白血病の最初の特効薬が発表されたのが、約二〇年前の一九八八年です。それ以来、がんの治療法は日進月歩の勢いで進歩しています。そのため、いつ書かれたかにより、がんやその治療法についての記述が異なっていたり、間違っていたりするのは仕方がないところがあります。

私ががんの研究に関わるようになったきっかけは、約四〇年ほど前にさかのぼります。私が東京工業大学の大学院生だった一九七〇年ごろ、父が胃がんと診断されました。そのとき、担当の医師に「胃がんに効く薬は何もありませんよ」と言われたのです。当時の私は、「これだけ科学が進歩しているのに、何も薬がないということがあるのか」とびっくりし、落胆したことを覚えています。その体験が、がん研究を志す発端となったのかもしれません。その後の私は、がんの研究をする環境に恵まれていました。大学院生のとき公私にわたり指導していただいた稲田祐二《いなだゆうじ》助教授（現・桐蔭横浜大学教授）は、当時の研究を発展させ抗ウイルス剤のペグインターフェロンを開発されました。私が助教授として就職した昭和大学薬学部には、抗がん剤イリノテカンを開発した宮坂貞《みやさかただし》助教授（現・昭和大学名誉教授）が研究に没頭しておられました。

私たち昭和大学の研究チームは、がん細胞と正常細胞では情報を伝達する機構がどのように異なるのかという研究を始めましたが、この研究を通じて、常に世界のがん研究をリードしていたロックフェラー大学の花房秀三郎《はなぶさひでさぶろう》教授と共同研究するチャンスに恵まれました。その後も花房教授には、世界中で研究中のお弟子さんたちを集めて開かれる研究会に呼んでいただき、激励を受けました。このようなよい環境に恵まれて私たちの研究チームは、がん細胞の情報伝達に関係し抗がん剤の標的として適しているタンパク質を数多く見つけ出しました。現在では、そのような標的タンパク質に働くいくつかの薬物が抗がん剤として適しているかを調べる臨床試験が行われています。

現在は、がんを予防することさえ可能になりつつあります。がんが予防可能な病気であることは、一九九六年にハーバード大学の研究チームが発表した「がん予防に関するレポート」の結論にも書かれています。しかしそれには、まず敵（がん）をよく知ったうえで対策を練らなければなりません。これはアンチエイジング（老化を防ぐ）と同じで、対処法を知っている人と知らない人とでは、大きな差ができてしまいます。がんに対する理解が深まり、治療法も急激に変わりつつある今、がんの基礎的な研究に長く携わってきた研究者として、医学の専門家ではない方々に、「敵の正体をよく知り、その侵入を防ぐにはどうすればいいか」という原理をわかりやすく説明する社会的責任を感じてこの本を書く決心をしました。本書では、「どうしてがんになるのか」、「どうしたらがんを治せるか」、「どうしたらがんを予防できるか」という原理をできるかぎりわかりやすく解説するために、多くの図表を使って説明しました。

科学的な真理や原理は時が経っても変わりません。この本を手元に置き、がんについての事典代わりに使って、がんの正体を理解し、どうしたら賢明にがんを予防できるかという生活方針を立てることに役立てていただけたら幸いです。

中谷　一泰

第1章

まず敵を知ろう——がんとは何か

敵を知らなければ戦えない

戦国時代の一五七五（天正三）年、織田信長は長篠の戦いで三〇〇〇丁の鉄砲を使って武田勝頼軍を壊滅させました。刀や弓をもった騎馬軍団も、鉄砲の前には無力でした。また、つい六〇年前に終わった第二次大戦の末期には、日本の国民は竹やりで巨大な爆撃機をもつ敵と戦えと命じられていました。ルーズベルトやチャーチルの似顔絵をつけたわら人形を竹やりで突く訓練は、指導者が敵を知らなかったのではないかと思わざるをえません。病気もこれと同じで、戦うには相手の実態を知る必要があります。

よく知られているように、日本人の死亡原因第一位はがんです。今や日本人の男性二人に一人、女性は三人に一人が一生のうちにがんと診断され、三

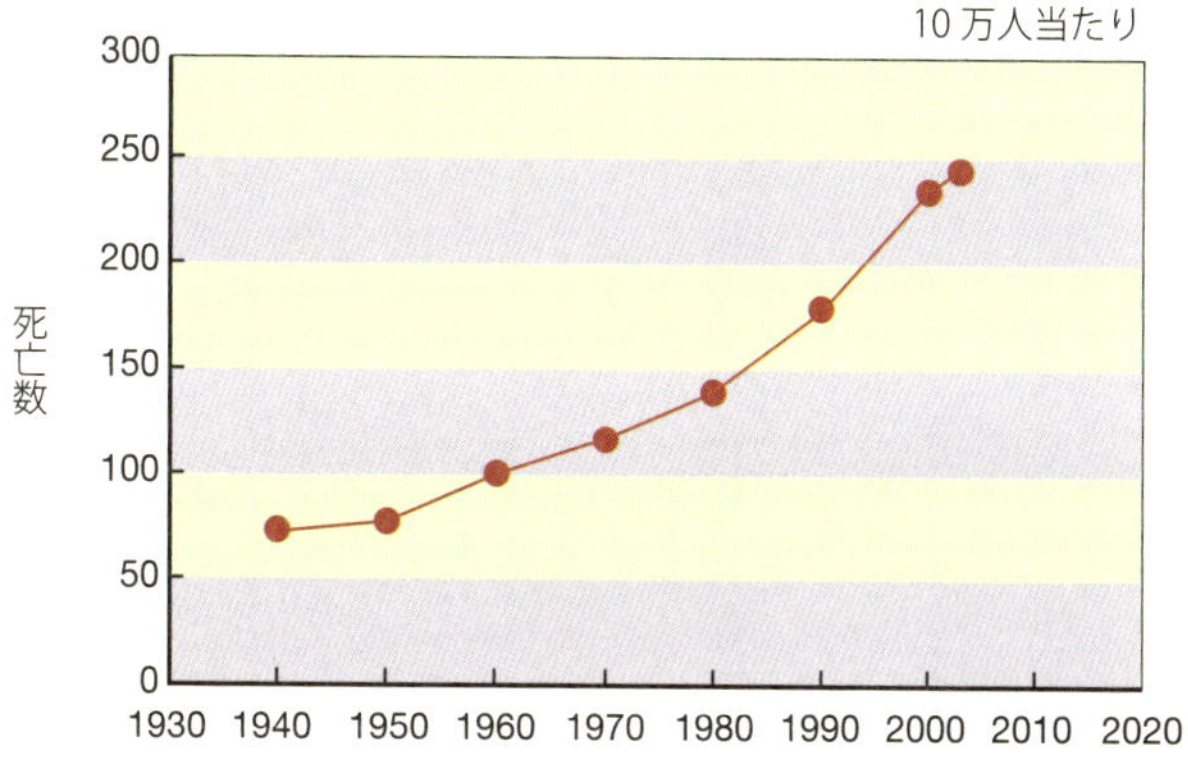

（がん研究振興財団：平成20年版がんの統計）

図１　日本人のがんによる死亡数の変遷

人に一人はがんで死亡しています。

さらに恐ろしいことに、がんについで死亡率の高い心臓病や脳血管疾患の患者は徐々に減っているのに対し、がん患者はまだ増え続けているのです（図１）。このままの状況が続きますと、これからの高齢化社会では、二人に一人ががんにより亡くなると予測されています。

では、日本人の死因第一位である「がん」とはどのような病気でしょうか。がんは、英語で tumor《チューモア》 や

cancer《キャンサー》といいます。tumorは、「おでき」や「腫瘍」と訳されます。cancerは星座の〝かに座〟の意味で、乳がんの形がカニに似ていたことからこのように呼ばれました。また、日本語の「がん」は「岩」に由来するそうです。つまり、がんとは身体の中にできた岩のようなおできで、ヒトを死に至らしめる病だといえます。

がん細胞の不思議な性質

それでは、なぜがん細胞はヒトを死に至らしめるのでしょうか。ヒトの正常な細胞は、五〇~六〇回分裂すると死滅してしまいます。このため、ヒトはいくら長くても一一〇~一二〇年しか生きられないといわれています。つまり、寿命があるのです。

これに対し、がん細胞はいくら分裂しても生き続けます。がん研究者の間で有名なHeLa《ヒーラ》細胞と呼ばれるがん細胞は、アメリカの子宮がん患者（Henrietta《ヘンリエッタ》 Lacks《ラックス》）から取り出され、シャーレ（プラスチック製容器）の中で培養され続けているもので、一九五一（昭和二六）年から実に半世紀以上も世界各地で生き続けています。このように、がん細胞には寿命がないということは、がん細胞と正常細胞を見分けるときにも利用されています。つまり、一〇〇回以上分裂しても生き続ける細胞があれば、それは、がん細胞だと特定することができるのです（図2）。

がん細胞は際限なく増殖するというだけでなく、他の細胞と出会っても増殖をやめないという性質があります。これに対し、正常な細胞は一般的に他の細胞と接触すると増殖が止まります。このような性質は、細胞増殖の接触

ヒトの正常細胞は 50〜60 回分裂すると死滅する。

↓

ヒトの寿命　110〜120 年

（マウスの細胞は分裂回数 14〜28 回で死滅 → 寿命 3 年
　カメの細胞は分裂回数 90〜125 回で死滅 → 寿命 175 年）

がん細胞に寿命はない（100 回以上分裂しても生き続ければがん細胞）。

↓

がん細胞はヒトを死に至らせるまで増え続ける。

HeLa（ヒーラ）細胞

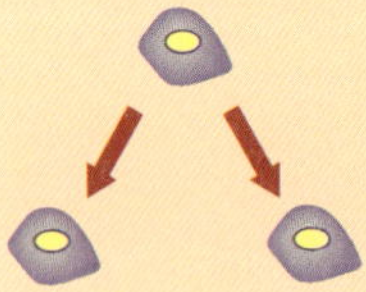

アメリカ・ボルチモア市のがん女性患者（ヘンリエッタ・ラックス）から取り出された子宮がんの細胞。

1951 年以来いまだ世界中で増殖し続けている。約 1 日に 1 回分裂して 2 倍になるので、1 月で約 10 億個、1 月半で人間くらいの体積になる計算。

1 日で 2 倍に増える。

図 2　がん細胞の増殖

阻止と呼ばれます。正常細胞の増殖が制御を受けているおかげで、ヒトの種々の臓器はある一定以上には大きくはなりません。目や鼻が際限なく大きくならないのは、このためです。

また、正常細胞をシャーレの中で培養すると、底に一層になって増殖しますが、容器いっぱいに広がったところで増殖をストップします。ところが、がん細胞は栄養があるかぎり重なり合って増殖します。このように、がん細胞の「寿命がない」という性質と、「細胞増殖の接触阻止」を受けないという性質が、ヒトを死に至らしめるのです。

がんを治療しにくい病にしているのは、がん細胞は増殖に制御が利かないばかりでなく、他の臓器へ転移しやすい性質があるためです。この性質は、とくにがんの後期に現れてきます。当たり前のことですが、正常細胞には、他の臓器へ転移してそこで増殖するような性質はありません。胃をつくっている細胞が、足に移動して増えたら大変です。

この他に、栄養を取り入れる能力が高いことも、がん細胞の増殖にとって都合のよい性質です。栄養素として優れているのは、すぐに燃焼させることができるグルコースです。グルコースを取りこみやすいというがん細胞の性質は、PET《ペット》（ポジトロン断層法）と呼ばれる新しいがんの検査法に利用されています（一二二ページ参照）。

がん細胞が栄養を取り入れるためには、栄養を運ぶ血管が近くになくてはなりませんが、がん細胞には自分の近くに血管を新生させる能力がありま す。このように、がん細胞は無制限に増殖し続けるのに都合のよい性質をもっているのです。

どうしてがんになるのか──簡単な仕組み

がんによる死亡者数は、年齢とともに増えます。三〇歳くらいまではがんで死ぬヒトはほとんどいないのですが、四〇歳を過ぎると増えはじめ、五〇歳を超えるころから急増します（図3）。がんと年齢の相関関係を対数グラフにしてみると、図4のように直線のグラフになります。年齢と死亡率がこのような関係になるということは、統計学的にはがんになる原因がいくつかあるということを意味しています。つまり、いろいろな要因が重なって、がんになるということを表しているのです。

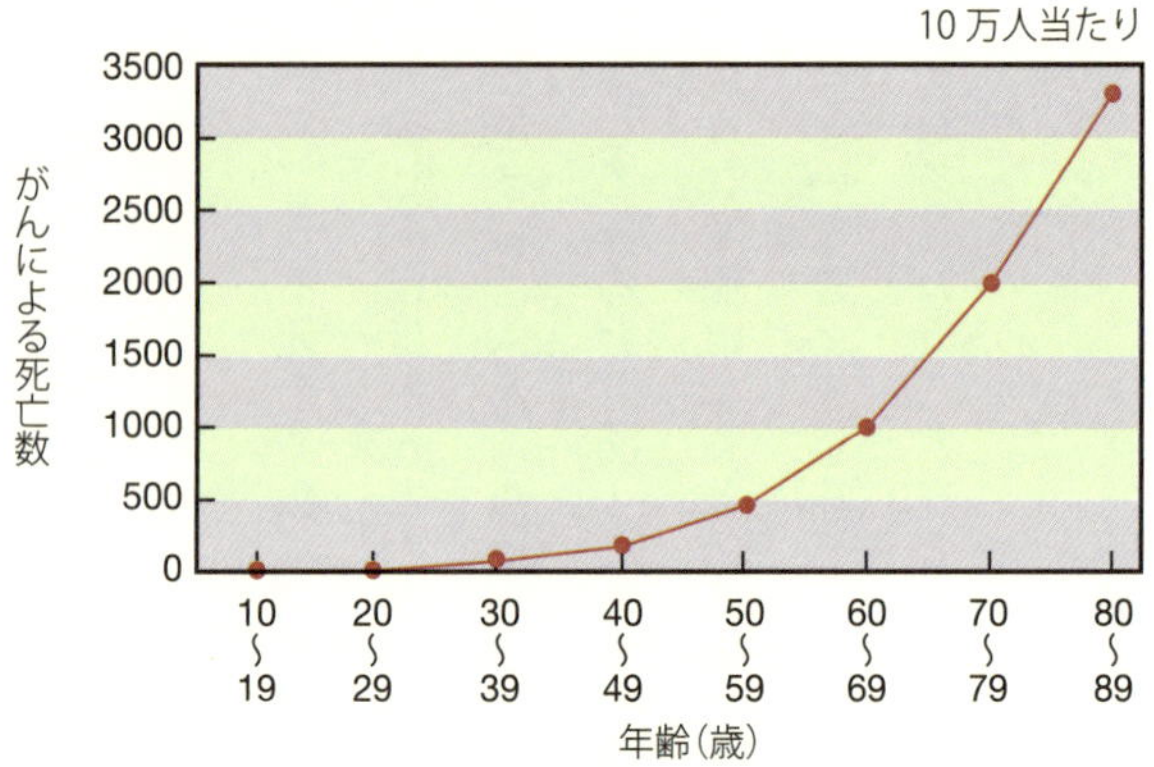

(がん研究振興財団：平成20年版がんの統計)

図3　がんの増加

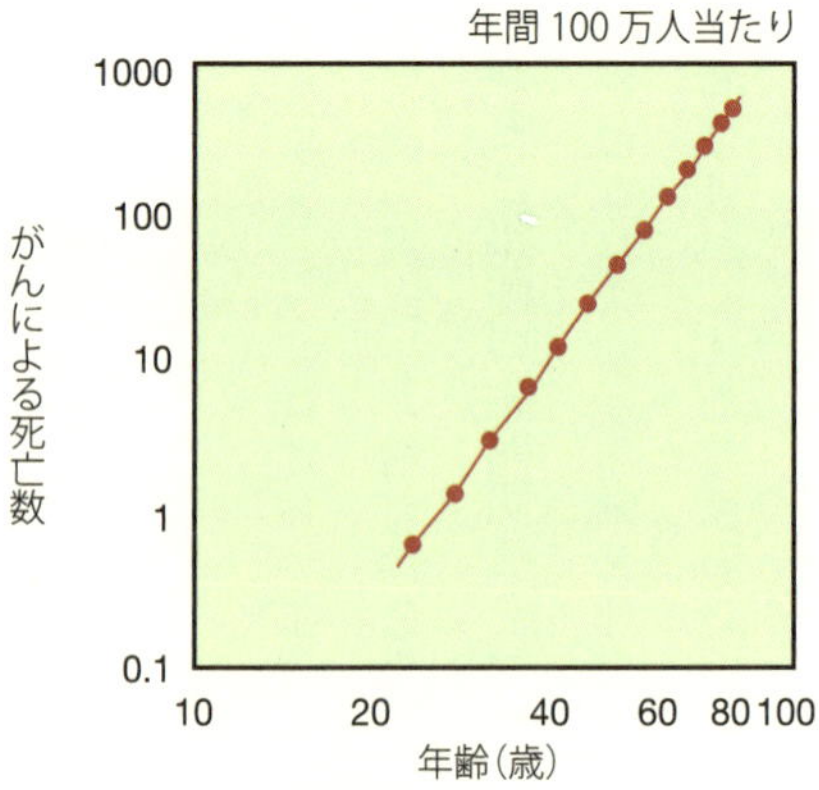

図4　がんと年齢の相関関係

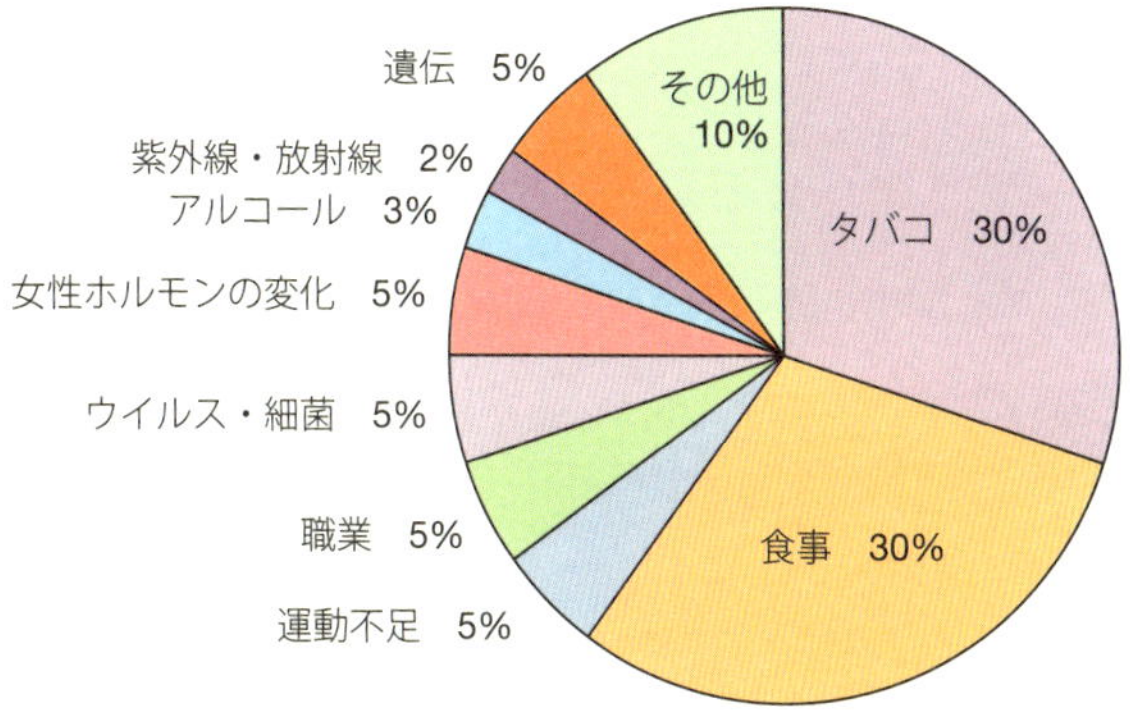

（ハーバード大学による調査，1996 年）

図５　がんになる原因

ウイルス感染による発がん

では、どのような原因でがんになるのでしょうか。古くから、ヒトのがんのほとんどは化学物質が原因であるといわれてきました。一九九六（平成八）年のハーバード大学の調査（図５）では、六〇％が食事やタバコが原因とされました。これに、運動不足（五％）や職業（五％）、ウイルス・細菌（五％）、産前・産後の女性ホルモンの変化（五％）、アルコール（三％）、紫外線・放射線（二％）を加えると八五％になります。その他一〇％の内容も、出産・授乳など（三％）、貧困や過労（三％）、公害（二％）、薬や食品添加物（二％）ですから、ほとんどのがんが私たちの生活習慣や環境によって起こるということがわかります。

ウイルスが原因でがんになることは比較的少ないとはいえ、がんになる最も単純な仕組みは、ウイルスを使った研究で明らかにされました。それは今から一〇〇年前、ニューヨーク郊外の一人の養鶏業者が、がんにかかったニワトリをロックフェラー大学のラウス（**Rous P**）教授の研究室に持ち込んだことにさかのぼります。ラウス教授は恩師に、「何をやってもよいが、がんの研究だけはやめておけ」と言われていましたが、その忠告を振り切ってニワトリががんになった原因を調べる決心をしました。それからは毎週、ラウス教授の研究室の獣医がニワトリを売っている市場に通い、がんにかかったニワトリを探し求めたそうです。世間からはさぞかし変わった人だと思われていたことでしょう。一九一一年、ついにラウス教授はがんにかかったニワトリからウイルスを取り出すことに成功し、自分の名前をとってラウス肉腫ウイルスと命名しました。

このラウス肉腫ウイルスをニワトリに注射したところ、ニワトリは一～二週間でがんになり、その後死んでしまいました（図６）。ラウス肉腫ウイルスがニワトリにがんをつくることが証明されたのです。しかし、当時はウイルスによりがんができるとは、がん研究者たちからはまったく認められませんでした。ラウス教授の研究は行き詰まり、結局彼はラウス肉腫ウイルスを使ったがんの研究をやめてしまいました。ラウス教授がノーベル賞を受賞したのは、それから五〇年以上もたった一九六六年、彼が八七歳になったときでした。

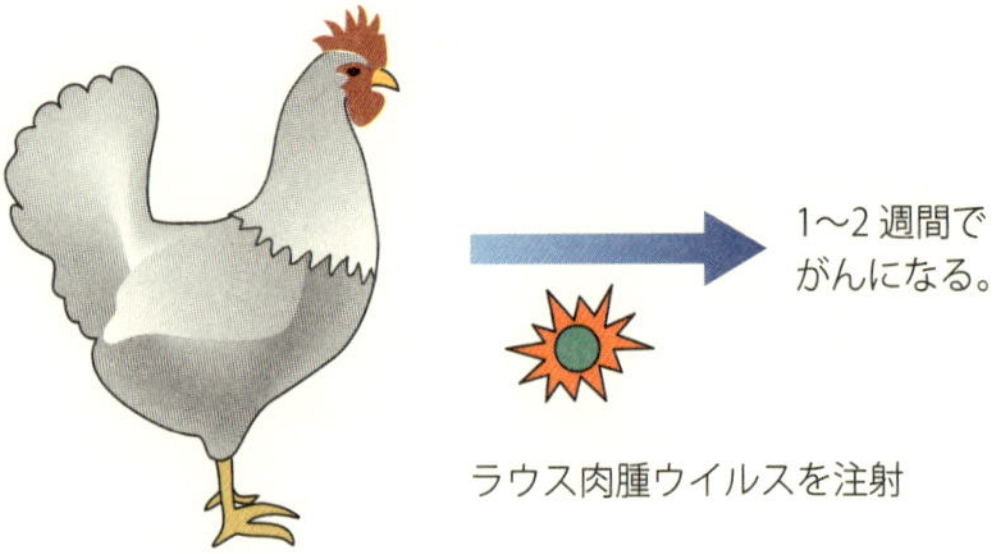
1〜2 週間で
がんになる。
ラウス肉腫ウイルスを注射

図６　がんになる仕組み

ニワトリの正常細胞をシャーレの中で培養して、そこにラウス肉腫ウイルスを加えると、やはり正常細胞は二日程度でがん細胞に変わります。これをトランスフォーメーション（形質転換）と呼びます（図７）。このようにしてつくられたがん細胞を「トランスフォームした細胞」といいます。この細胞をニワトリに移植するとニワトリはがんにかかるので、ラウス肉腫ウイルスによりがん細胞がつくられたといえるのです。このように、培養した細胞にラウス肉腫ウイルスを加えてがん細胞をつくれるよ

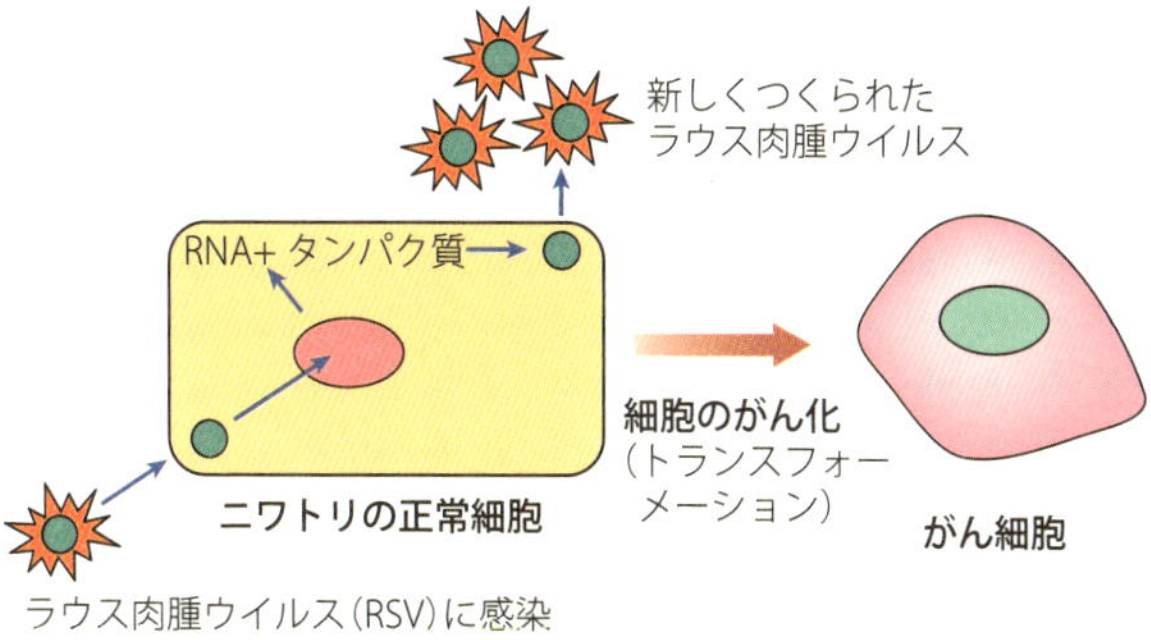

ニワトリの正常細胞がラウス肉腫ウイルス（ ）に感染し、ウイルスの内容物(遺伝子：)だけが正常細胞の中に入る。ウイルスの遺伝子情報に基づいてウイルスの核酸(RNA)とタンパク質がつくられ、それらが組み合わされて、新しいラウス肉腫ウイルスが多数つくられる。同時に、正常細胞ががん化する。

図７　細胞のがん化

うになったことが、がんの遺伝子を発見する突破口になりました。

がんをつくる遺伝子の発見——花房秀三郎教授の貢献

では、なぜニワトリの細胞はラウス肉腫ウイルスによりがん細胞に変わったのでしょうか。ラウス肉腫ウイルスには、四つの遺伝子しかありません(図8)。ラウス肉腫ウイルスにニワトリの正常細胞が感染すると、細胞は多くのラウス肉腫ウイルスをつくり、また細胞自身はがん細胞に変化します。ですから、この四つの遺伝子がニワトリの細胞をがん化させることと、ウイルス自身をつくらせる情報をもっていると考えられます。

ロックフェラー大学の花房秀三郎《はなぶさひでさぶろう》教授(一九二九~二〇〇九、カバーソデ写真の左側の人物)らは、そのうちの一つの遺伝子(***v-src***《ヴイサーク》)がニワトリにがんをつくることを発見しました。この発見の糸口は、花房教授らがラウス

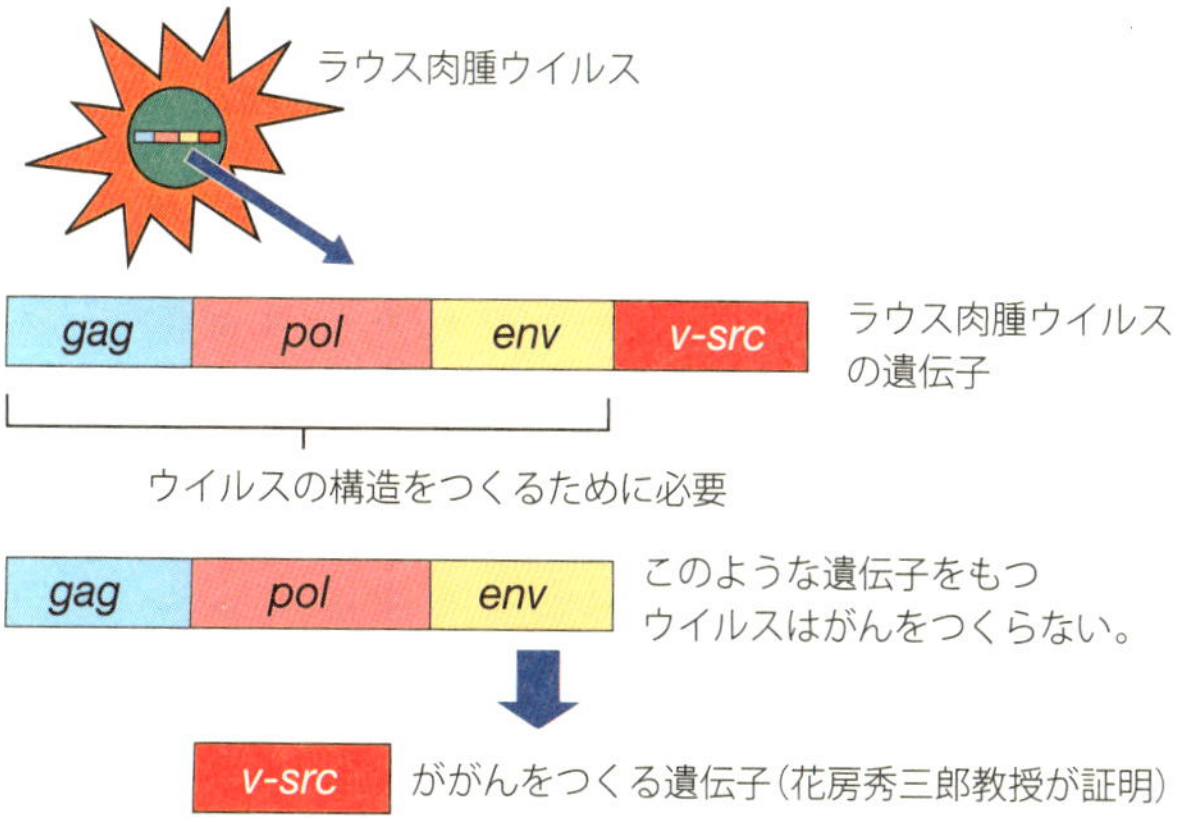

図8　ラウス肉腫ウイルスの中のがんをつくる遺伝子

肉腫ウイルスの四つの遺伝子のうち ***v-src*** 以外の三つの遺伝子しかもたない変わったラウス肉腫ウイルスがあることに気づいたことでした。この変わったウイルスも、ニワトリの細胞の中に入って、ちゃんと自分と同じウイルスをつくらせます。つまり、ラウス肉腫ウイルスをつくるには、四つの遺伝子のうち ***v-src*** 以外の三つの遺伝子があれば十分なのです。花房教授らは、ラウス肉腫ウイルスをつくる三つの遺伝子以外の ***v***

*-src*が、がんをつくる遺伝子であるという結論に達しました（図8）。

それでは、がんをつくる遺伝子*v-src*は、どうやってできてきたのでしょうか。花房教授や、カリフォルニア大学のビショップ（Bishop JM）教授、ヴァーマス（Varmus HE）教授は、健康なニワトリの中の遺伝子（*c-src*《シーサーク》）がウイルスに取り込まれ、それががんをつくる遺伝子（*v-src*）に変わることを証明しました。この功績で、三人はアメリカの医学会賞（ラスカー賞）を受賞し、翌一九八九（平成元）年にビショップ、ヴァーマス両教授はノーベル賞を受賞しました。

三人の中でただ一人ノーベル賞をとらなかった花房教授の証明は、実は最も直接的、衝撃的なものでした。彼は、ラウス肉腫ウイルスの四つの遺伝子のうち、がんをつくる*v-src*だけがないウイルス（がんをつくらないはず）を健康なニワトリに注射すると、ニワトリの中の正常な遺伝子（*c-src*）がウイルスに取り込まれてがんをつくる遺伝子（*v-src*）に変わり、その遺伝子の指令でがんをつくるタンパク質がつくられてニワトリががんになることを示しました。

分子生物学の研究者は、目には見えない現象を推理しながら、目で見えるような絵を描いていきます。現在では、がん遺伝子の存在は当たり前のように知られていますが、それが認められるまでには、忍耐強い努力と議論の積み重ねが必要でした。今後も、新しい大発見の前には同じような状況が生まれると思います。

がんウイルスがどのようにして細胞をがん化するのかを解明するには、がんウイルスのうち、温度によって性質を変えるウイルス（ウイルス温度変異株）が役立ちました。花房教授たちが見つけたこの変わったウイルスを、三七度で正常細胞に加えると細胞はがん化しますが、同じウイルスを温度を四

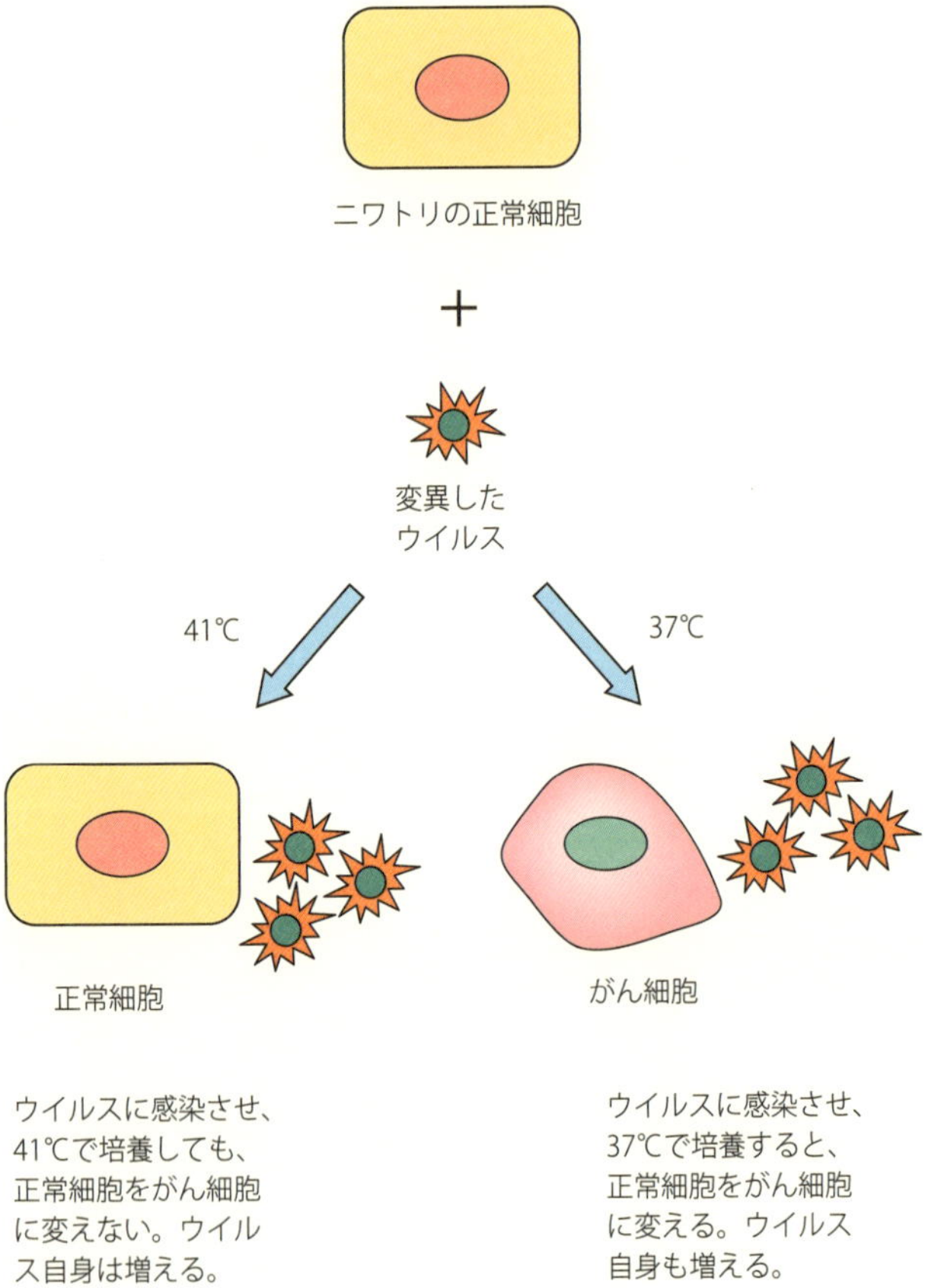

図９　温度変化によるがん化への影響

一度にして加えると、細胞はがん細胞にはなりません（図9）。一種類の細胞が、ウイルスを加えてから培養するときの温度によって、正常細胞にもがん細胞にもなるのです。花房教授らは、ウイルス温度変異株の中のがん遺伝子からつくられたタンパク質が、三七度では細胞をがん化するように働き、四一度では働かないという結論に達したのです。

第2章　がんをつくることができれば、治すこともできる

執念のがんつくり——化学物質による発がん

古くから、がんの大部分は化学物質により起こると考えられていました。特定の物質ががんを引き起こすという最初の科学的な記録は、今から二五〇年も前のものです。一七六一年に、イギリスの内科医ヒル（Hill J）が、嗅《か》ぎタバコの使用者が鼻のがんにかかりやすいということを観察して記録しています。その一四年後の一七七五年には、イギリスの外科医ポット（Pott P）が、煙突掃除夫には陰嚢にがんができた患者が多いことを報告しています。その原因は、すすが陰嚢に多量に付着したためだろうと考えられました。すすの中に発がん物質が含まれていたのです。それを聞いたデンマークの煙突掃除夫の組合は、会員に毎日お風呂に入らせて、すすを洗い流させた

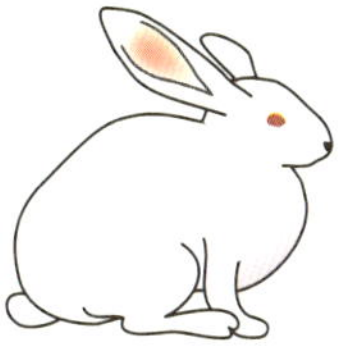

1915 年　山極と市川は、ウサギの耳に 250 日間以上も、コールタール（ジベンズアントラセンを含む）を塗る。

耳にがんが発生

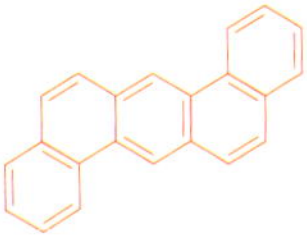

1955 年　コールタール中の発がん物質がジベンズアントラセンであることをケナウェイが証明。ヒトのがんの約 6 割は化学物質によるとされる。

図 10　がんの原因

ところ、陰嚢がんの発症頻度が明らかにイギリスより低くなったそうです。

二〇世紀の初めには、エックス線発生装置を使って診断を始めた医師や技術者の中で、放射線が当たった身体の部分にがんが発生したことが報告されています。現在では、放射線が遺伝子を傷つけるために、がんになることがわかっています。

このように二〇世紀の初めには、がんはすすなどの特定の物質や、放射線を浴びるなどの特定の行為により起こるのではないかと考えられるようになっていました。そのような時代（一九一五年）に、東京大学の山極勝三郎《やまぎわかつさぶろう》と市川厚一《いちかわこういち》両教授は、特定の物質によりがんが起こることを証明しようと考え、ウサギの耳に約一年間（二五〇日以上）もコールタールを塗り続けて皮膚がんをつくることに成功しました（図10）。特定の物質ががんを起こすことを、世界ではじめて証明したのです。東京大学の医学標本室には、コールタールを六六〇日間塗り続けて作成された皮膚がんの標本が保存されています。

それから四〇年後に、イギリスのケナウェイ（Kennaway EC）は、コールタール中のジベンズアントラセンという化学物質が、がんを起こすことを証明しました。ケナウェイは、この業績でノーベル賞を受賞しています。

簡単にがんをつくれる化学物質

　現在では、がんの半分以上は食品やタバコなどに含まれる化学物質により起こると考えられていますが、一九九六（平成八）年に発表されたハーバード大学の調査でも、ヒトのがんの原因とされる食事、タバコ、アルコールなどを合計すると約六五％になります。化学物質のジベンズアントラセンががんを発生させることがわかってから、いろいろな化学発がん物質が見出されました（表1）。

　たとえば、タバコの煙には強力な発がん物質であるベンツピレンが含まれています。また、ピーナツのカビにはアフラトキシンB_1という発がん物質が含まれています。このようないろいろな発がん物質で動物にがんを発生させ

表1　身のまわりにある発がん物質

発がん物質	がん発生臓器	特　徴
アフラトキシン B_1	肝臓	ピーナツのカビから産生
塩化ビニル	肝臓	高分子化合物の原料
ジベンズアントラセン	肺や皮膚	コールタール中に含まれる
ベンツピレン	肺や皮膚	タバコの煙や食品を焼いた煙に含まれる
フェナセチン	腎臓	解熱、鎮痛剤として使用されていたが、現在は発売中止
アスベスト	肺や食道	断熱材として使用されていたが、現在は使用禁止
亜ヒ酸	皮膚	昔から薬や毒薬として使用

る研究が行われる過程で、発がん物質と発がん促進物質を組み合わせるとがんができやすいことが観察されました。

動物に最も簡単にがんをつくる方法の一例を図11に示しました。まず、マウスの皮膚にジメチルベンズアントラセンと呼ばれる発がん物質を一回塗ります。一回塗っただけで、皮膚の細胞の遺伝子に傷がついてしまいます。その後、発がん促進物質であるクロトン油の成分を週二

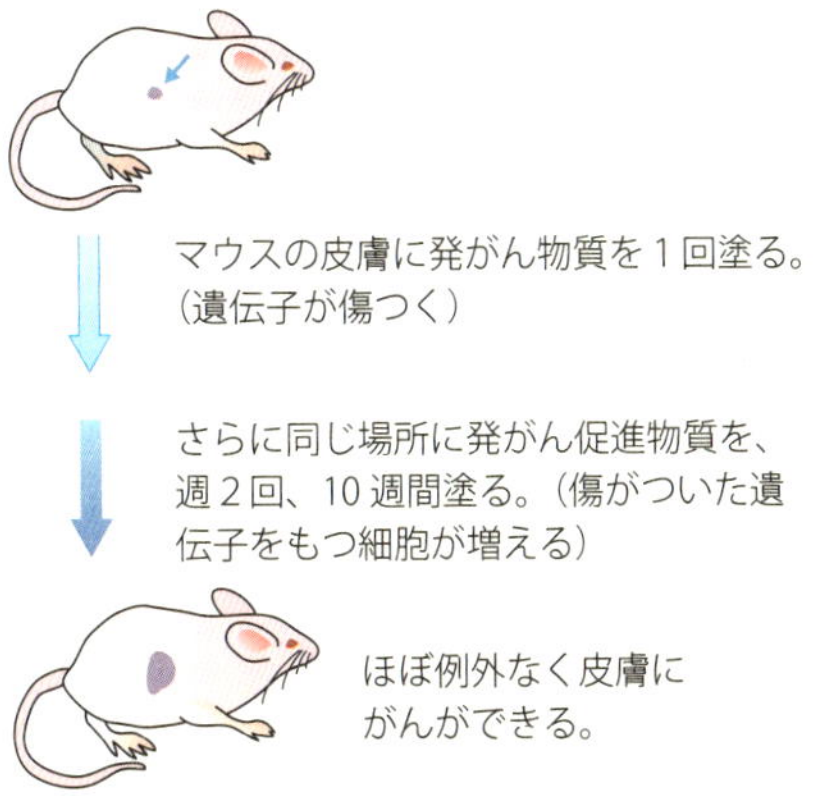
マウスの皮膚に発がん物質を１回塗る。
（遺伝子が傷つく）
さらに同じ場所に発がん促進物質を、週２回、10 週間塗る。（傷がついた遺伝子をもつ細胞が増える）
ほぼ例外なく皮膚にがんができる。

図 11　発がん物質と発がん促進物質

回塗り続けると、一〇週目にほぼ例外なく皮膚がんができます。

遺伝子に傷をつけることを、マッチに火をつけることにたとえると、発がんを促進することは、そこにわざわざ燃料を供給して余計に火を大きくすることに当たります。発がん物質や発がん促進物質を避けた方がいい理由がおわかりいただけるのではないでしょうか。

身近な発がん促進物質である食塩やヘリコバクター・ピロリ菌は胃の

表2　身のまわりにある発がん促進物質

発がん促進物質	特　徴
タバコの煙	肺の発がんを促進
フェノバルビタール	催眠薬、抗けいれん薬。肝臓の発がんを促進
TPA	クロトン油（毒薬指定）中の活性物質。 皮膚の発がんを促進
食塩	胃の発がんを促進
アスベスト	肺と食道の発がんを促進。現在は使用禁止
B型、C型肝炎ウイルス	肝臓の発がんを促進
ヘリコバクター・ピロリ菌	胃の発がんを促進
エストロゲン	女性ホルモン。子宮内膜や乳腺の発がんを促進
テストステロン	男性ホルモン。前立腺の発がんを促進
胆汁酸	大腸の発がんを促進

組織を傷つけ、B型やC型肝炎ウイルスは肝臓の組織を傷つけて、慢性的な炎症を起こすことで発がんを促進するといわれています。厄介なのは、エストロゲンやテストステロン、胆汁酸などのように、体内にある物質が発がんを促進する場合があることです（表2）。これらの物質の濃度が異常になったり、組織が傷ついたりして慢性的な炎症が起こることが、発がんの促進につながります。もう少し専門的な説明をすると、ジメチルベンズアントラセンを塗られた皮膚の細胞中のがん遺伝子 *H-ras*《エイチラス》 に点突然変異（遺伝子〈核酸〉の塩基が一個だけ変わること）が起こり、その細胞だけを発がん促進物質が増殖させます。この腫瘍にさらに発がん物質を塗ると、がん抑制遺伝子 ***p53*** に変異が起こり、皮膚がんができます。この研究からはっきりしたことは、発がん物質に一回触れただけで、遺伝子が傷つく可能性があることと、遺伝子が何回か傷つけられるとがんになるということです。

がんをつくる簡単な方法――タバコ

遺伝子を傷つける発がん物質と、発がんを促進させる物質により、非常に簡単に動物にがんができることがわかりましたが、タバコの煙にはこれら二種類の物質が共に含まれています。タバコの煙には五〇種類以上の発がん物質が含まれていますが、その中でとくに強力な発がん物質はベンツピレンや3-メチルコラントレンです。さらにタバコの煙には、発がん物質の他に発がんを促進させる物質も含まれています。それは、マウスの皮膚に、発がん物質であるジメチルベンズアントラセンを一回だけ塗って遺伝子に傷をつけ、そこにタバコの煙（発がん促進物質を含む）を吹きかけると、ほとんど例外なく、がんができることから証明されました（図12）。

タバコの煙は肺に入りますから、肺の細胞の遺伝子が最も傷つき、やがてがん細胞に変わります。肺がんになったヒトを調べると、現在タバコを吸っている人と過去に吸ったことがある人が六八～八五％を占めます。イギリス人男性（一二九八人）で一日に吸うタバコの本数と肺がんになった割合を調べた結果では、吸ったタバコの本数に比例して肺がんになっています（図13）。一日五〇本以上吸う人では、非喫煙者の約一〇倍も肺がんにかかっていました。

この論文を書いたオックスフォード大学名誉教授ドール（Doll R）博士は、タバコががんの原因になっているという論文を一九五四（昭和二九）年から発表していますが、驚くべきことに、その結果は五〇年間ほとんど変わっていません。二〇〇四年の彼の発表論文では、一日二五本以上タバコを吸う人の死亡率は、肺がんでは二四・五倍、口腔がんや食道がんでも一一・八

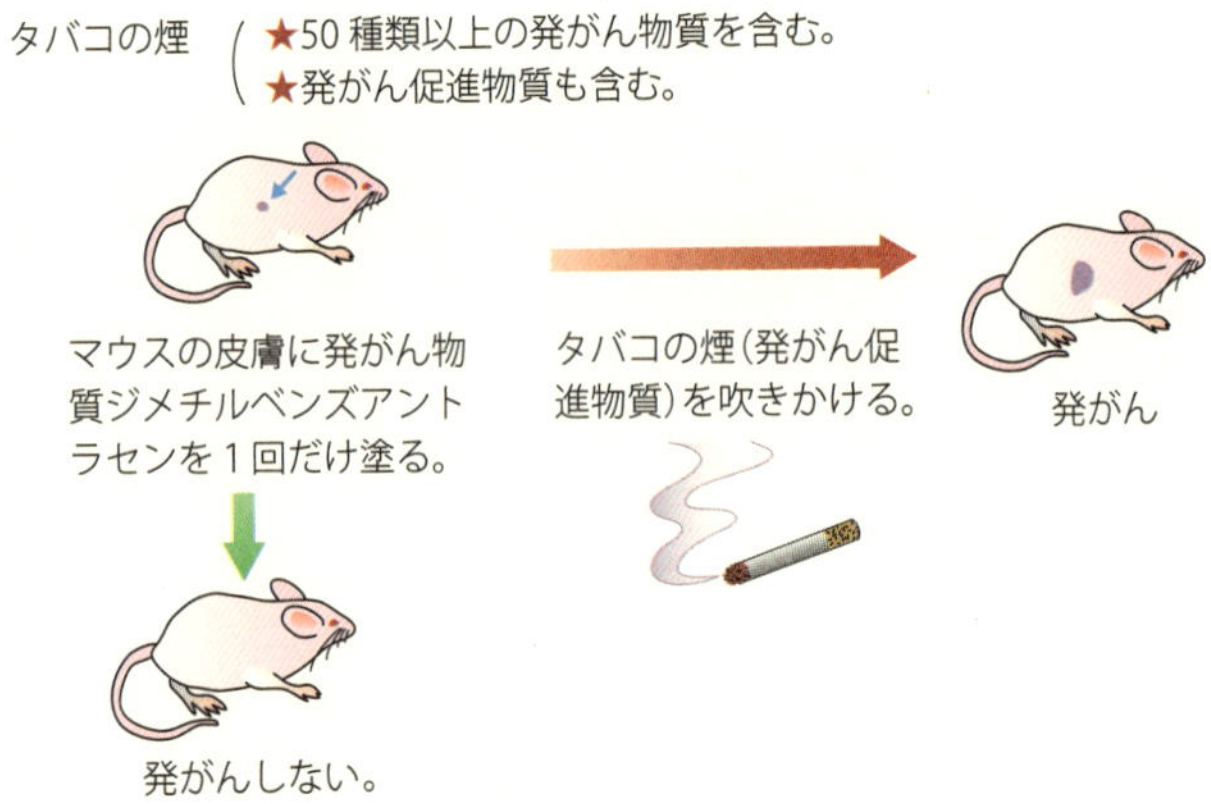
タバコの煙
★50種類以上の発がん物質を含む。
★発がん促進物質も含む。
マウスの皮膚に発がん物質ジメチルベンズアントラセンを1回だけ塗る。
タバコの煙(発がん促進物質)を吹きかける。
発がん
発がんしない。

図12　タバコの煙でがんは簡単につくられる

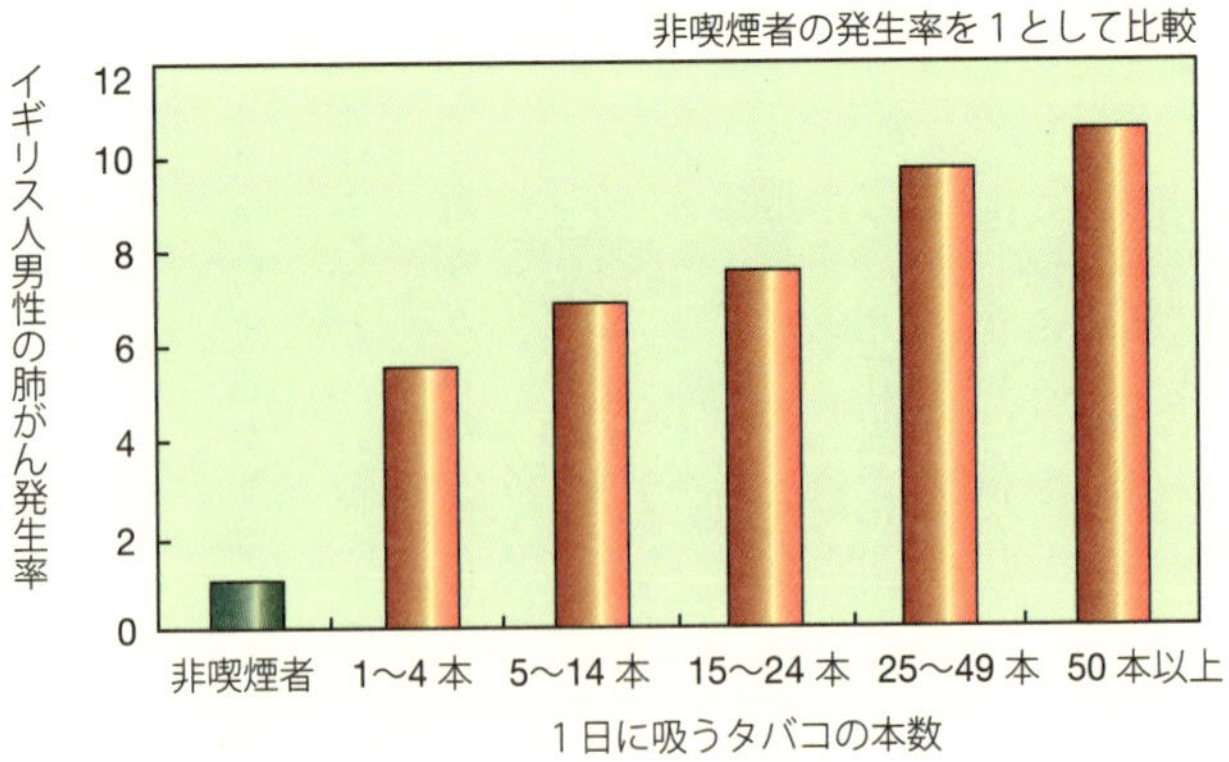
非喫煙者の発生率を1として比較
イギリス人男性の肺がん発生率
12
10
8
6
4
2
0
非喫煙者
1〜4本
5〜14本
15〜24本
25〜49本
50本以上
1日に吸うタバコの本数

図13　1日に吸うタバコの本数と肺がんの相対危険度

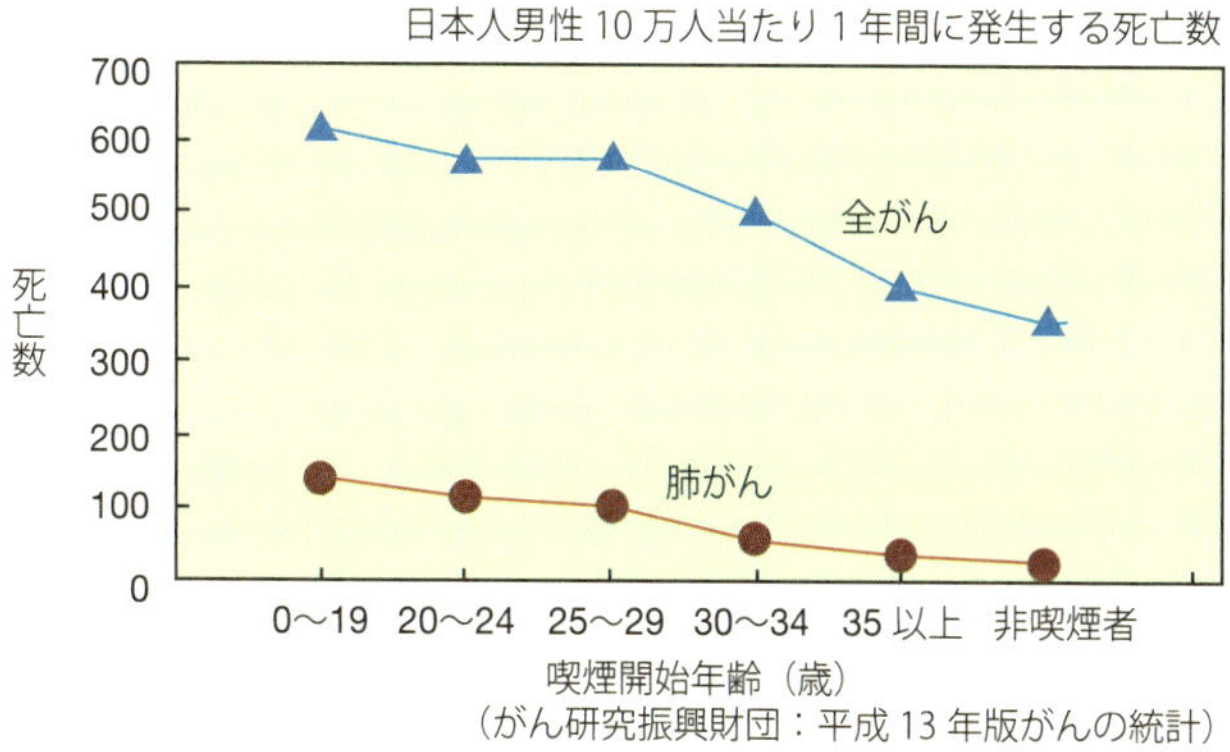
日本人男性10万人当たり1年間に発生する死亡数
700
600
500
400
300
200
100
0
死亡数
全がん
肺がん
0〜19
20〜24
25〜29
30〜34
35以上
非喫煙者
喫煙開始年齢（歳）
（がん研究振興財団：平成13年版がんの統計）

図14　喫煙開始年齢別にみた肺がんと全がん死亡率

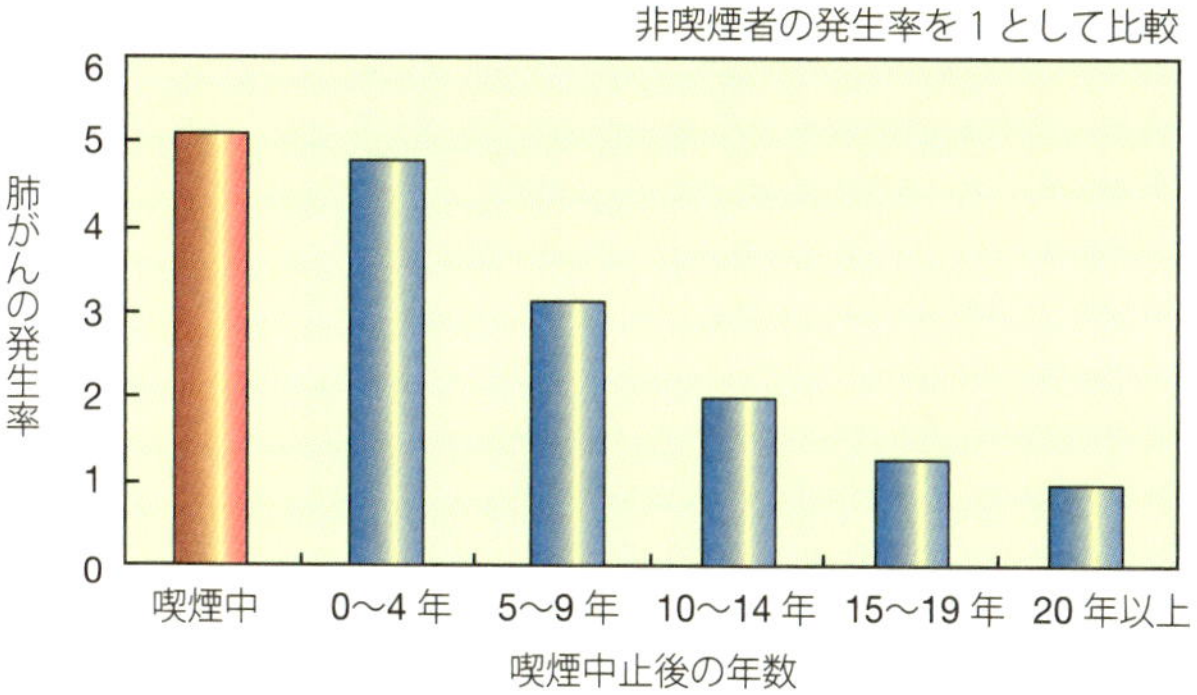
非喫煙者の発生率を1として比較
6
5
4
3
2
1
0
肺がんの発生率
喫煙中
0〜4年
5〜9年
10〜14年
15〜19年
20年以上
喫煙中止後の年数

図15　喫煙中止者（男性）の肺がん発生率の低下

倍も非喫煙者より高いそうです。

日本の統計でも、一九歳以下でタバコを吸い始めた男性は、非喫煙者の五・七倍も肺がんで亡くなっています（図14）。タバコを吸い始めた年齢が高くなるほど、肺がんで死亡する人数は減っています。この結果を見ても、若者、とくに子どもたちにはタバコを吸わせないことが大切なことがわかります。タバコを若いうちから吸いはじめると肺がんになるだけでなく、他のがんにもなりやすくなり、肺がんを含むすべてのがんによる死亡者数も、タバコを吸いはじめた年齢が若くなるにつれて増えています。

それではタバコをやめたらどうなるのでしょうか。肺がん発生率に多少の違いはありますが、どの統計でも、タバコをやめた年数に比例して肺がんになりにくくなるという結果が出ています（図15）。タバコをやめて約一〇年経つと肺がん発生率は約半分に、二〇年以上経つとタバコを吸わない人とほぼ同じになります。

タバコでがんを発症しない人でも、タバコの煙により肺の細胞が傷つくことで、長期喫煙者の約半分が閉塞性肺疾患という呼吸困難な病気にかかります。また、タバコの煙に含まれている一酸化炭素が酸素を運搬するヘモグロビンと結合してしまうため、それが原因で酸素不足になり、血管が傷つき動脈硬化が引き起こされます。動脈硬化は、心筋梗塞や脳卒中の一因になります。

先ほど紹介したドール博士の、イギリス人を対象にしたタバコの害についての五〇年にわたる調査でも、タバコを吸っている人の死亡率は、非喫煙者に比べて二～三倍も高くなります。しかし、タバコをやめるとその効果がはっきり現れることを示しています。タバコをやめて一一～二〇年経った五五歳以上の人の死亡率は、非喫煙者とあまり変わらなくなります。ドール博士

表3　肺がんになる可能性の予測

年齢，性	1日の喫煙数	喫煙期間	10年以内に肺がんが発症する可能性
52歳，女性	20本	35年間	2.8%
		以後禁煙した場合	1.5%
68歳，男性	40本	50年間	14.9%
		以後禁煙した場合	10.5%

肺がん細胞がいつできるかを予測する簡単な式

$$\frac{\text{1日の喫煙数}}{20} \times \text{喫煙年数} = \text{20〜40に達したとき}$$

（『ワインバーグ がんの生物学』）

自身も、一九年間喫煙していましたが、タバコの害を確信し三七歳で禁煙したそうで、二〇〇四年の論文発表時は九一歳で健康ということでした。皆さんも、できるだけ早くタバコはやめましょう。

それでもタバコをやめられない人は、一〇年以内に肺がんになる可能性（確率）がどのくらいかを予測してみましょう（表3）。

たとえば、五二歳の女性で、一日タバコを二〇本、三五年間吸った人は、一〇年以内に二・八％肺がんになると予測されます。非喫煙者が肺がんになる可能性は、約〇・〇七％ですから、肺がんになる可能性が四〇倍も高いということになります。この女性が医師からこのように知らされて、もしその時点でタバコをやめれば、一〇年以内に肺がんになる可能性は約半分（一・五％）に下がります。一日に四〇本、五〇年間吸った六八歳の男性では、一〇年以内に約一五％も肺がんになると予測されます。この例と似たような生活を送ってきた人は、直ちに肺がんの検査をし、予防を始めなければならないでしょう。

自分の身体の中に肺がん細胞ができているかを予測する最も簡単な方法は、一日に吸うタバコの本数を二〇で割って、それにタバコを吸った年数を掛けてみることです。その数が二〇～四〇になったら、身体の中に肺がん細胞ができている可能性が高いと考えてください（『ワインバーグ　がんの生物学』南江堂発行参照)。たとえば、一日二〇本、二〇~四〇年間タバコを吸った人は、その数が二〇~四〇になりますから、肺がん細胞ができている可能性が高いことになります。もしも、まだこの数値に達していない人は、まだがん細胞ができていないでしょうから、すぐタバコをやめ、肺がんを予防する生活習慣に変えましょう。肺がん細胞ができている可能性が高い数値に達している人でも、それが現在の検査法で発見できる一センチ大の肺がん組織になるには、さらに一〇~二〇年かかります。この間に早期発見に努めれば、手遅れになる可能性は大幅に減少するのです。

がんは遺伝子の病気

がんをつくる遺伝子、つくらせない遺伝子

ニワトリがラウス肉腫ウイルスに感染すると、ラウス肉腫ウイルスの中のがんをつくる遺伝子 *v-src*《ヴイサーク》 が働いてがんができます。一方、ヒトのがんの多くは化学物質によります。では、化学物質により発生するがんはどのような遺伝子の働きによるのでしょうか。それを調べるために、ヒトのがん細胞から、がんをつくる遺伝子（がん遺伝子）を見つける競争が始まりました。

一九八二（昭和五七）年に、ヒトの膀胱がん細胞から *ras*《ラス》 というがん遺伝子が発見されました。最初に発見されたがん遺伝子は、ニワトリにがんをつ

くるラウス肉腫ウイルスの遺伝子の一部でしたが、*ras* はヒトのがん細胞からとられたがん遺伝子でしたから、誰もが *ras* はヒト独自の遺伝子であると期待しました。ところが期待に反して、*ras* がん遺伝子もマウスにがんをつくる、あるウイルスの遺伝子の一つでした。しかも、ヒトの膀胱の正常細胞にも *ras* という遺伝子はありました。*src*《サーク》 がん遺伝子と同じように、ヒトの正常な *ras* 遺伝子がウイルスに取り込まれて変化を起こし、*ras* がん遺伝子になったのでしょう。ちなみに、がん遺伝子には「*src*」や「*ras*」など奇妙な名前がつけられていますが、これはがんウイルスやがんの名前などの頭文字を組み合わせて名づけたからです。たとえば、*src* は結合組織にできるがんである肉腫 Sarcoma《サルコーマ》、*ras* は Rat《ラット》 sarcoma《サルコーマ》 の文字をつなげて命名されています。

　がんをつくる *ras* 遺伝子と、がんをつくらない *ras* 遺伝子とは、どこが違うのでしょうか。この二つの遺伝子を比べたところ、*ras* 遺伝子を構成している六五〇〇塩基の中のたった一個が、グアニン（G）という塩基からチミン（T）という塩基に変わっていることがわかりました。塩基が変わると、その情報に基づいて取り込まれるアミノ酸が変わり、異なったアミノ酸をもつタンパク質ができてしまいます。その結果、ras というタンパク質の機能が活性化されるのです。これはちょうど、鋳型に傷がついて形が変わり、その型からできる製品がおかしくなるようなものです。*ras* がん遺伝子の発見後、次々にがん遺伝子が発見され、ヒトには約一〇〇〜二〇〇種類のがん遺伝子が存在することがわかりました。

遺伝子の傷ががんの発生や悪化の原因

がんをつくる遺伝子が次々に発見されていたころ、網膜芽細胞腫《もうまくがさいぼうしゅ》という子どもの目の網膜にできるがん（二万人に一人の割合で発生）は、がんをつくらせない遺伝子（がん抑制遺伝子）が傷ついてできることがわかりました。それが、がん抑制遺伝子 ***Rb***《アールビー》（網膜芽細胞腫 Retinoblastoma《レチノブラストーマ》から命名）です。

その後、多くのがん患者において、***p53***（タンパク質 protein《プロテイン》の p、その分子量が五万三〇〇〇であることから命名）というがん抑制遺伝子に異常があることが見つかりました。アメリカのがん患者六五〇万人の健康診断から、五〇％の患者で ***p53*** に異常が見つかっています。一般的には、***p53*** に異常が起きると、異常増殖はしないおできのような良性腫瘍から、無制限に増殖する悪性腫瘍（がん）になると考えられています。ですから、がん抑制遺伝子 ***p53*** に異常を起こさせないことが大切です。***p53*** は、一九九三（平成五）年の『サイエンス』誌で「その年で一番重要な分子（Molecule《モレキュール》 of《オブ》 the《ザ》

year《イヤー》）」に選ばれています。

がんを起こすがん遺伝子と、がんを起こさせないがん抑制遺伝子があることがわかり（図16）、ヒトのがんはアクセル役のがん遺伝子やブレーキ役のがん抑制遺伝子が故障して起こると考えられるようになりました。たとえば、大腸がんは、まずブレーキ役のがん抑制遺伝子である *APC*《エーピーシー》が異常をきたすことでポリープができ、アクセル役のがん遺伝子である *ras*《ラス》に異常が起こることで、前《ぜん》がん状態の細胞になります（図17）。前がん状態とは、がん一歩手前をいい、このままではまだ無秩序、無制限に増殖してヒトを殺す細胞にはなりませんが、さらにブレーキ役のがん抑制遺伝子 *p53* に異常が起こると、抑えの効かないがん細胞になります。こうなると身体のあらゆるところに転移し、そこで無制限に増殖してヒトを殺してしまいます。

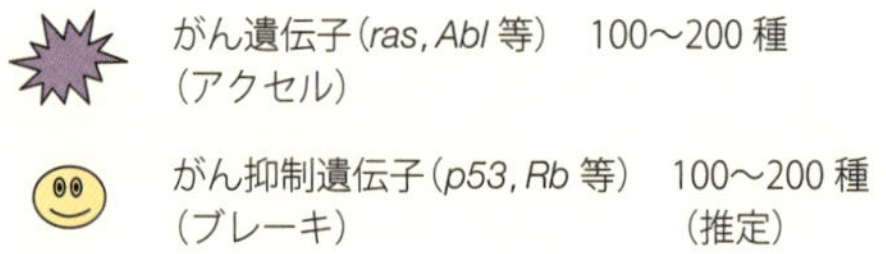
がん遺伝子（*ras*, *Abl* 等）　100〜200 種
（アクセル）
がん抑制遺伝子（*p53*, *Rb* 等）　100〜200 種
（ブレーキ）　（推定）

図 16　がん遺伝子とがん抑制遺伝子

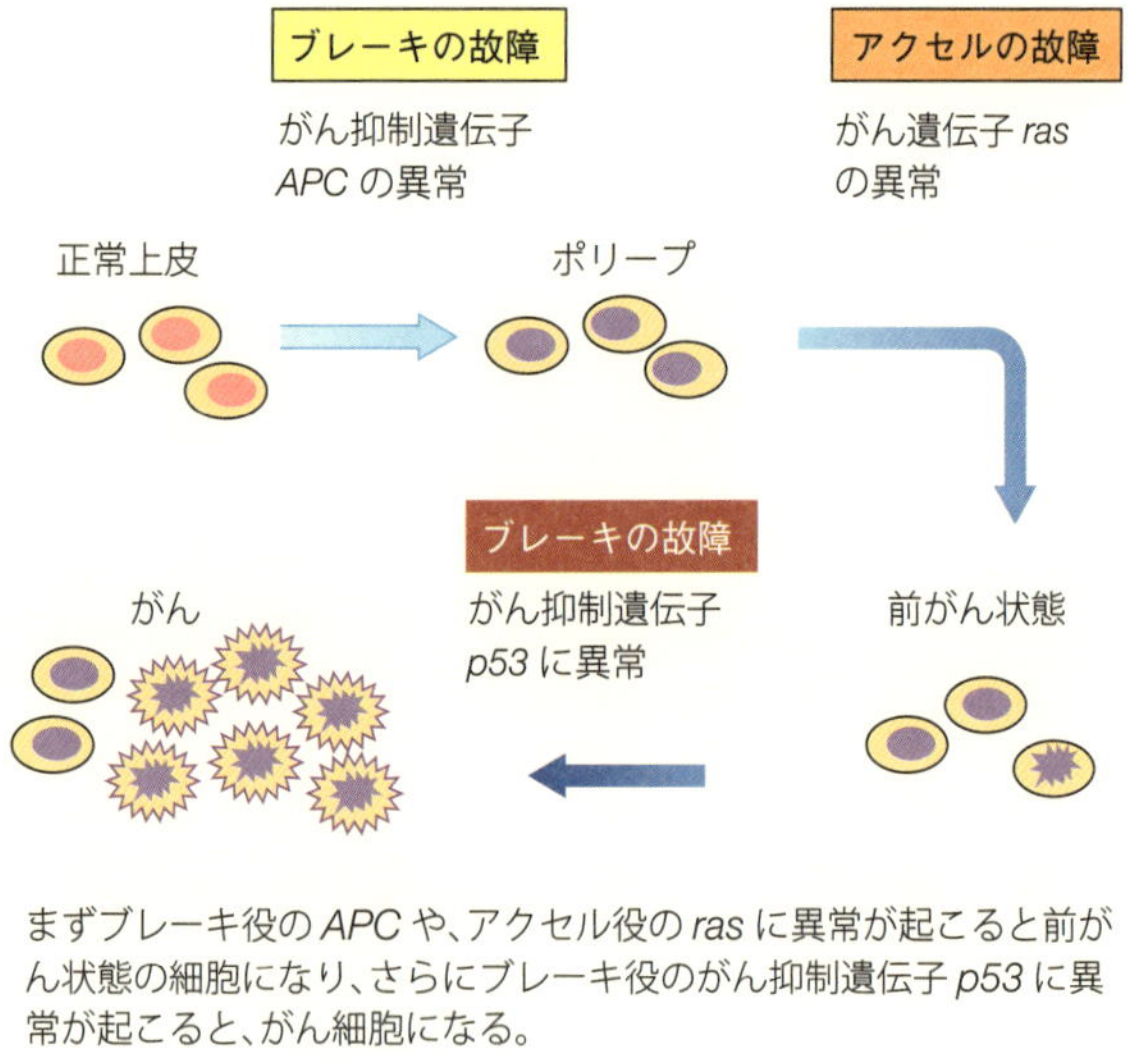
ブレーキの故障
がん抑制遺伝子
APC の異常
アクセルの故障
がん遺伝子 *ras*
の異常
正常上皮
ポリープ
ブレーキの故障
がん抑制遺伝子
p53 に異常
がん
前がん状態
まずブレーキ役の *APC* や、アクセル役の *ras* に異常が起こると前がん状態の細胞になり、さらにブレーキ役のがん抑制遺伝子 *p53* に異常が起こると、がん細胞になる。

図 17　大腸がん発症の仕組み

紫外線、放射線もがん発生の一因

ハーバード大学の調査で、がんの原因の二％は紫外線や放射線という結果が報告されています。紫外線や放射線も遺伝子を傷つけるからです。

色素性乾皮《かんぴ》症の患者の家系では、遺伝子を修復する酵素に欠陥があり、傷ついた遺伝子をうまく修復できません。そのために、紫外線が当たった皮膚の部分にがんができてしまいます。健康な人は、通常は遺伝子が傷ついても、修復する酵素が働くためすぐ皮膚がんにはなりませんが、紫外線の当たりすぎには注意した方がよいでしょう。

しかしその一方で、紫外線は皮膚でビタミンDをつくるために必要です。ビタミンDが欠乏するとカルシウムの吸収ができなくなり、丈夫な骨がつくられなくなります。ですから紫外線は健康を維持するために必要ではありますが、「過ぎたるは及ばざるが如し」というところでしょうか。

また、放射線も遺伝子を傷つけます。放射線ががんの原因になることは、広島や長崎の原子爆弾の後遺症に悩んでいる人たちや、チェルノブイリの原子力発電所の事故などから、誰の目にも明らかです。アメリカのオバマ大統領も、「原子爆弾を使った唯一の国として行動する責任がある」から「核兵器禁止に努力する」ということを宣言する時代です。原子爆弾が使用されることのない世界にすることはもちろん、原子力を使う原子力発電所の事故なども起こさないようにする厳重な管理が必要なことは当然です。

第3章　がんが不治の病であった時代

「がんに効く薬はありません」

今から約四〇年前（一九七〇〈昭和四五〉年ころ）、私の父が胃がんだと診断されたとき、担当の医師から「胃がんに効く薬は何もありませんよ」と言われました。当時の私は、がんについての知識はまったくありませんでしたが、「これだけ科学が進んでいるのに、薬が何もないということがあるのか」とびっくりしたことを覚えています。それが、私ががん研究の道を選んだ動機になったのかもしれません。

当時の医学会では、がんは手術で切り取る以外は治療法がないということが常識でした。一九三五年に開催された日本内科学会で、日本血液学会の創設者である勝沼精蔵《かつぬませいぞう》博士が「白血病のごときは全然治療の根本方針すら指示することを得ず」と講演したことが記録されています。わずか七〇年ほど前には、「白血病はどうしてよいかまったくわからない」と医師たちの間で言われていたのです（表4）。

従来の抗がん剤――副作用が避けられないわけ

一九〇〇年代に開発された抗がん剤の大部分は、増殖速度の速い細胞を殺す目的で開発されました。「がん細胞は一般的に増殖が速い」という、現在では正しくない概念に基づいて抗がん剤がつくられていたのです。たとえば、喜樹《きじゅ》という植物からとられたカンプトテシンという抗がん剤は、細胞が分裂するときに必要な酵素（遺伝子の本体であるＤＮＡ《ディーエヌエー》を切断して再結合

表 4　がんの治療効果

1935 年	「白血病のごときは全然治療の根本方針すら指示することを得ず」
2008 年	**すべてのがんで平均 5 年生存率が 60%以上** ・胃がん(早期がん)では、ほぼ 100%の患者が 5 年以上生存。 ・慢性骨髄性白血病(白血病の約 20%)では、グリーベックで 95%の患者が 5 年以上生存。 ・急性前骨髄球性白血病(白血病の約 10%)では、レチノイン酸療法により、90%以上の患者から白血病細胞が消え、6 年生存率も 70～80%に向上。

するトポイソメラーゼという酵素)を阻害します。しかし正常細胞でも、たとえば皮膚、腸、毛髪や血液の細胞は絶えず分裂して増殖しています。そのため、速く増殖する細胞を標的にした従来の抗がん剤は、これらの正常細胞も攻撃してしまい、毒性が出てしまいます。

実際に、カンプトテシンは膀胱に炎症をきたす出血性膀胱炎を起こすため開発は中断されてしまいました。しかし日本の研究者(昭和大学、ヤクルト、第一製薬）が共同して、カンプトテシンの構造を少し変えて、毒性の弱いイリノテカンを開発しました。これは現在、肺がん、卵巣がんや子宮頸がんの治療に使用されています。

昔からある偽の抗がん剤

医師から「がんに効く薬はありません」と言われても、気休めでもいいから何か薬がほしいと思うのが人間の心理です。最近では特効薬的な抗がん剤も現れてきていますが、まだまだ種類が少ないのが現状です。そのため、患者や患者の家族の切実な思いを悪用して、昔から偽《にせ》の抗がん剤が現れては消えていきました。

たとえば、私の父が胃がんになった約四〇年前、牛山ワクチンという偽抗がん剤が出回りました。医師から「何の薬もありません」と宣告されたとき、母は牛山ワクチンに飛びつきました。私には止めるすべもなく、また医師も「それで気がすむなら」とワクチンを使用してくれました。もちろん、何の効果もありませんでした。

その五年後くらいに、今度は紅茶の中に酵母と酢酸《さくさん》菌を入れて家庭で培養できる「紅茶キノコ」という飲み物が流行しました。紅茶キノコを使った健康法を紹介する本まで出版され、どんな病気にも効くようなイメージがつくり出されていました。私も、紅茶キノコをもってきたある学生から「家族のがん治療に使いたいが効くでしょうか」と聞かれました。何の科学的根拠もない偽抗がん剤は、これまでにも頻繁に出回ったので信用しないようにと説得したのですが、すぐには信じてもらえなかったようです。

最近では、アガリスクやプロポリスなどが販売されましたが、これらががん予防や治療に有効であるという科学的根拠はありません。このような健康食品が「抗がん」をうたって売り出されることは今後もあるでしょうから、科学的によく考えることが必要です。

がん特効薬の登場

がんからの生還者の増加

がんは恐ろしい病で特効薬がないという時代が長く続いたため、がんにかかったら終わりだと考える人もたくさんいることでしょう。しかし、あなた

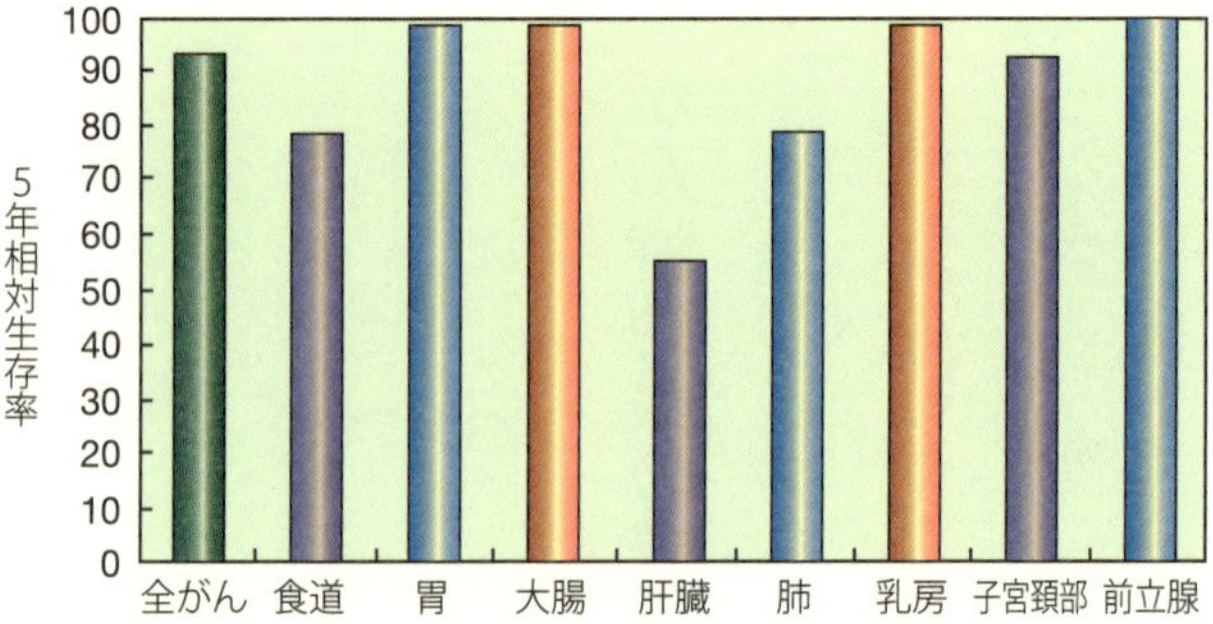

（がん研究振興財団：平成20年版 がんの統計）

図18　早期がんの5年相対生存率

のまわりに、がんが治ったという人が増えていませんか。図18はがん研究振興財団がまとめた日本での早期がんの五年相対生存率（がん以外による死亡を補正したもの。五年間がんにより死亡しなければ一応治癒したと考えられる）ですが、ほとんどのがんで九〇％以上と非常に高率です。とくに胃がん、大腸がん、乳がんでは一〇〇％に近く、前立腺がんでは一〇〇％です。

有効な抗がん剤はつくれない――当時の医学界の雰囲気

がんの特効薬ができる一九九〇（平成二）年以前は、がんは恐ろしい死の病と信じられていました。私は昭和大学薬学部で抗がん剤の研究をしていましたが、まわりの医師からは「そんな実りっこない研究はやめておけ」と言われていました。

私たちは、増殖の速い細胞をターゲットにして殺すという従来のやり方ではなく、がん細胞を正常な細胞に戻すという新しい方針を取りました。当時は、細胞の分化は一方向にしか進行しないと考えられていましたから、がん細胞を再び正常細胞に戻すということは医学界の常識には反するものでした。

がん細胞を正常細胞に戻すことができることは、一九七七年に京都大学の市川康夫《いちかわやすお》博士がマウスの白血病細胞を使って証明したのが最初です。その後、一九八〇年にアメリカの国立がん研究所のブライトマン（Breitman TR）教授は、ヒトの白血病細胞もレチノイン酸により正常細胞に戻すことができることを証明しました。私たちも一九八八年にペプチド性因子で白血病細胞を正常細胞に戻すことができることを報告しています。

このように、原理的にはがん細胞を正常細胞に戻して変えることは可能になったのですが、実際のがん患者ではそのような治療は絶対に不可能というのが医学界の常識でした。事実、レチノイン酸を使用して白血病患者を治療する試みはいろいろな病院で細々と行われていたのですが、いずれも成功しませんでした。このような状況のとき（一九八八年）に、上海医科大学のワン（Wang ZY）博士らが、白血病のうちの急性前骨髄球性白血病（APL《エーピーエル》）患者に対して行ったレチノイン酸を使った治療により、二四人の患者のうち二三人の白血病細胞が消えて健康になったと発表したのです。発表直後は誰もが半信半疑でしたが、その翌年フランスで、さらに翌々年にはアメリカで追試され、その結果が本質的に正しいことが認められました。

二〇〇七年に、日本成人白血病治療共同研究グループ（JALSG《ジェイエーエルエスジー》）は、レチノイン酸と従来の抗がん剤を併用する治療法により、APL患者の九四%から白血病細胞が消え、五年以上の生存率が八四%であると報告しています。このような薬は特効薬といってもよいでしょう。

治療効果を高める分子標的薬

レチノイン酸が急性前骨髄球性白血病（APL《エーピーエル》）に画期的な治療効果を上

げられるとわかると、他のがんも薬で治せると考えられはじめました。

レチノイン酸が、なぜＡＰＬの特効薬になったのかわからないと、それを参考にして新しい抗がん剤をつくることはできませんから、その原理を簡単に説明しましょう。

白血病は、細菌やウイルスが身体の中に侵入したときにそれらと戦って排除してくれる白血球ががん化して異常増殖する病気で、「死の病」と恐れられていました。日本人の白血病の七〇％が急性骨髄性白血病で、病気の進行が速く、何も治療を受けなければ数週間から数カ月で死んでしまいます。急性骨髄性白血病のうち一五〜二〇％がＡＰＬと分類されており、日本では一〇万人に二〜三人が発病します。

ＡＰＬは、健康な人なら別々に存在している二つの遺伝子が融合して異常な遺伝子になるために発症します（図19）。二つの遺伝子が融合した遺伝子

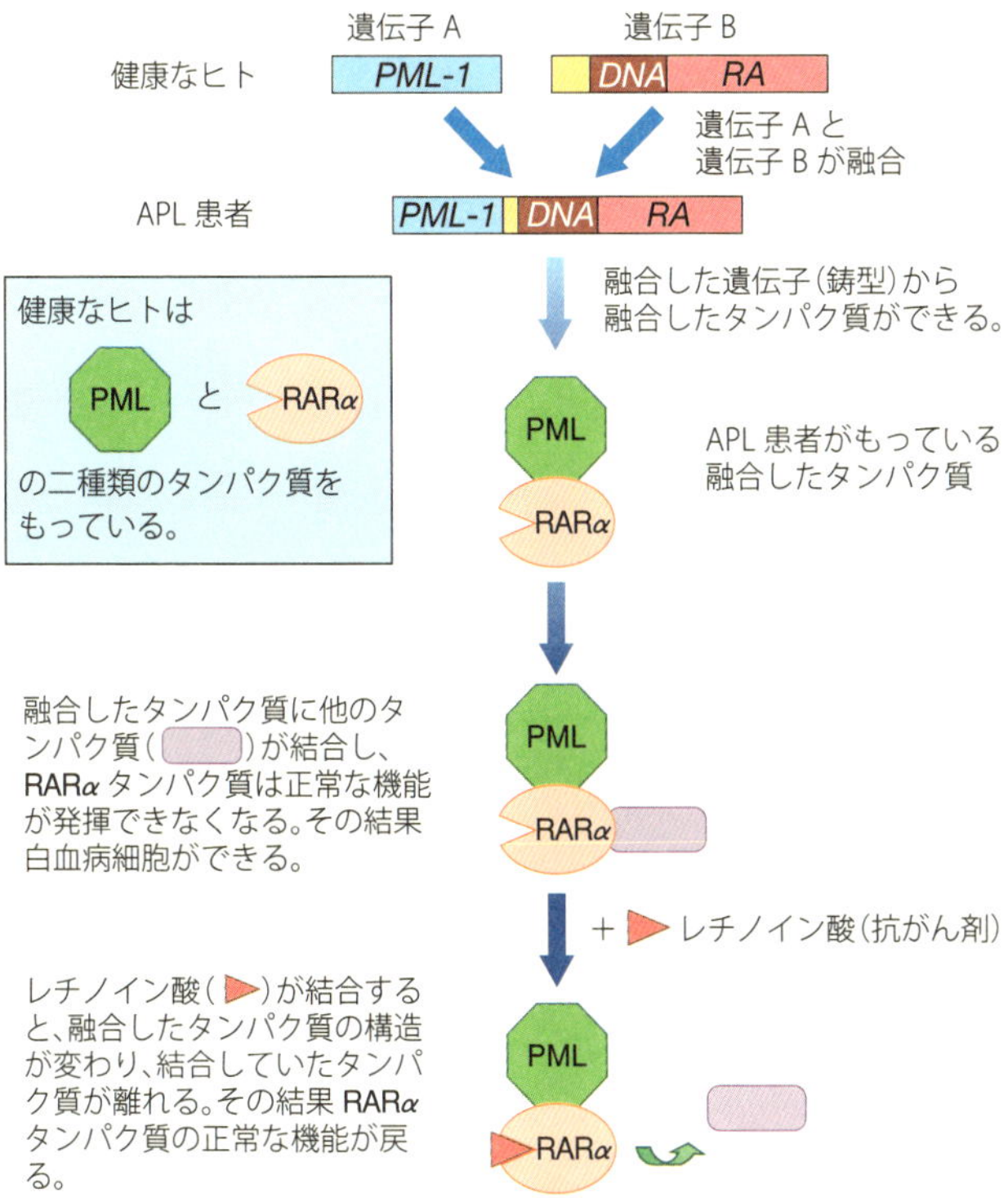
遺伝子A
遺伝子B
健康なヒト
PML-1
DNA
RA
遺伝子Aと
遺伝子Bが融合
APL患者
PML-1
DNA
RA
融合した遺伝子(鋳型)から
融合したタンパク質ができる。
健康なヒトは
PML
と
RARα
の二種類のタンパク質を
もっている。
PML
RARα
APL患者がもっている
融合したタンパク質
融合したタンパク質に他のタンパク質(　)が結合し、RARαタンパク質は正常な機能が発揮できなくなる。その結果白血病細胞ができる。
PML
RARα
＋　レチノイン酸(抗がん剤)
レチノイン酸(　)が結合すると、融合したタンパク質の構造が変わり、結合していたタンパク質が離れる。その結果RARαタンパク質の正常な機能が戻る。
PML
RARα

健康なヒトでは鋳型である遺伝子Aと遺伝子Bから、それぞれ、PMLとRARαという2つのタンパク質ができる。しかし、遺伝子Aと遺伝子Bが融合すると、そこから融合したタンパク質ができ、RARαタンパク質の機能が失われて白血病になる。レチノイン酸による治療により、90〜95%程度の患者から白血病細胞が消え、6年以上の生存率が70〜80%に向上している。

図19　APLの発生と抗がん剤の仕組み

が鋳型となるために、その鋳型からは融合したタンパク質ができてしまいます。そこに他のタンパク質が結合し、元のタンパク質RARα（アールエーアールアルファ）の正常な機能が失われてしまいます。しかしレチノイン酸がRARαに結合すると、RARαタンパク質の構造が変わり、そこに結合していた他のタンパク質が離れて、RARαタンパク質の機能が元に戻ります。その結果、白血病細胞をつくっていた原因がなくなり、白血病細胞が消失します。レチノイン酸によるAPLの治療成績は年々向上しており、最近では九〇～九五％の患者から白血病細胞が消え、六年以上生存している患者は七〇～八〇％にも達しています。

「死の病」と恐れられていた白血病の一種にレチノイン酸が画期的な治療効果を上げたことがわかると、他のがんに対しても、がんの原因となっているタンパク質を標的にした特効薬的な抗がん剤をつくる試みが広範に行われるようになりました。その最初の成功例が、慢性骨髄性白血病（ＣＭＬ《シーエムエル》）に対して開発されたグリーベックです。

グリーベックとは

白血病のうち約二〇％が慢性骨髄性白血病（ＣＭＬ《シーエムエル》）で、急性骨髄性白血病に比べて一般的には進行が遅いのが特徴ですが、ある時期から急性骨髄性白血病に変わることがあります。

ＣＭＬの九〇％以上の患者が、染色体の形に異常があるフィラデルフィア染色体をもつことが古くから知られていました。ＣＭＬの患者では、九番染色体と二二番染色体と名づけられた二つの染色体がつなぎ変えられたために、形が異常なフィラデルフィア染色体ができています（図20）。

その結果、健康な人では、二カ所に存在している *Bcr*《ビーシーアール》遺伝子と *Abl*《エブル》

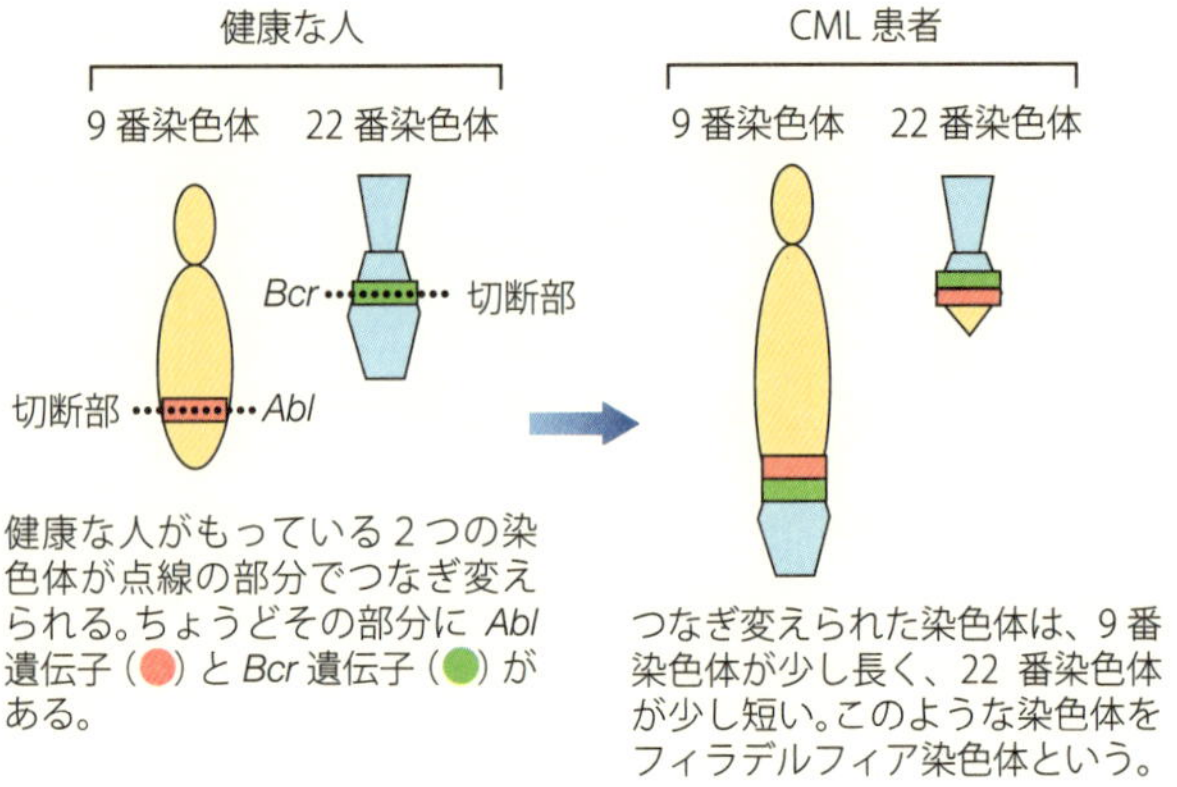
健康な人
9番染色体
22番染色体
Bcr
切断部
切断部
Abl
健康な人がもっている2つの染色体が点線の部分でつなぎ変えられる。ちょうどその部分に Abl 遺伝子（●）と Bcr 遺伝子（●）がある。
CML 患者
9番染色体
22番染色体
つなぎ変えられた染色体は、9番染色体が少し長く、22 番染色体が少し短い。このような染色体をフィラデルフィア染色体という。

図20　フィラデルフィア染色体

遺伝子が、CMLの患者では融合しています。融合した鋳型（***Bcr-Abl***《ビーシーアール・エブル》遺伝子）からは融合したタンパク質ができます。そうすると、この融合タンパク質のうちの**Abl**タンパク質の活性が強くなり、白血病細胞をつくってしまいます。

一九九〇年代の初めに、ノバルティス社の研究者は融合したタンパク質の**Abl**部分に結合できるグリーベックという抗がん剤を合成しました（図21）。グリーベックが融合タンパ

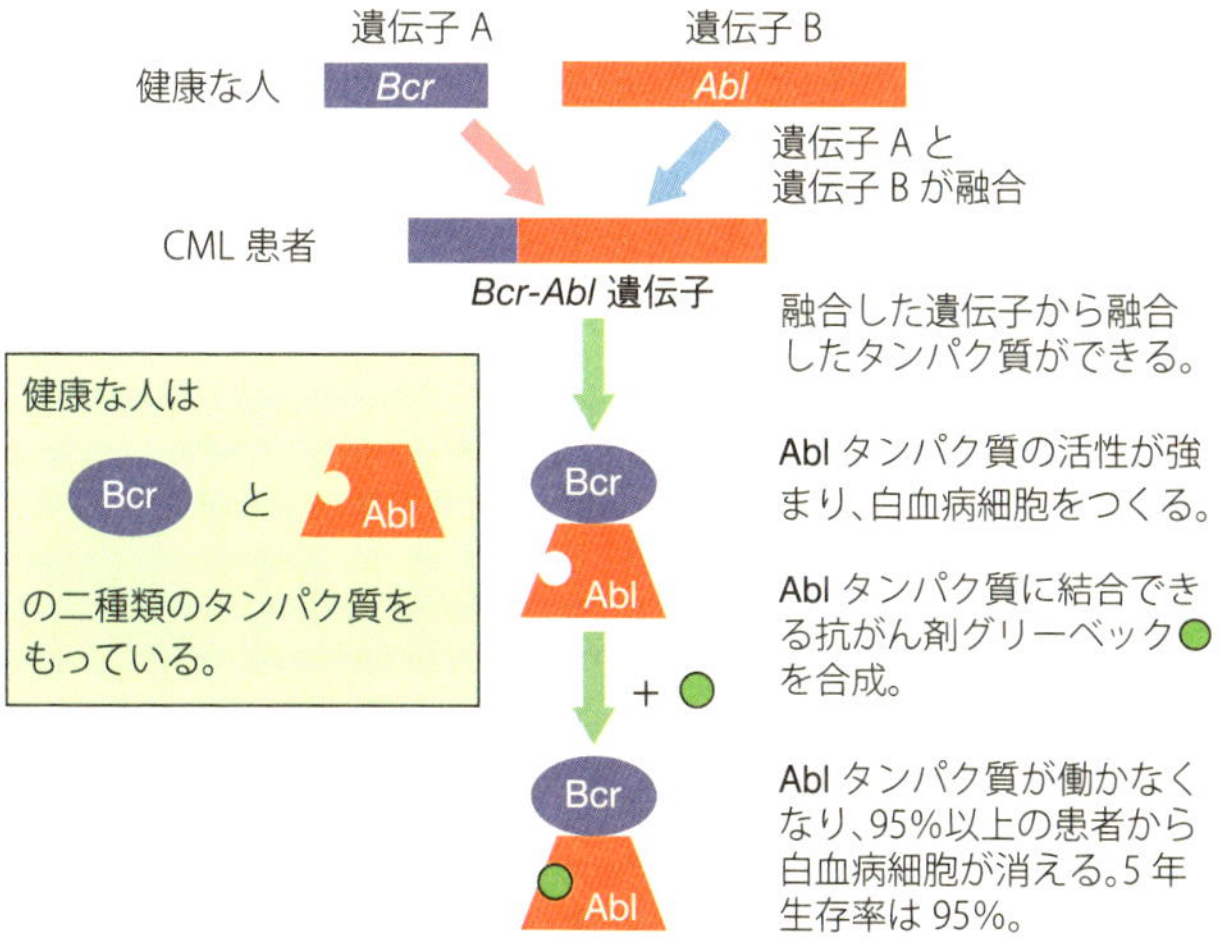
遺伝子 A
遺伝子 B
健康な人
Bcr
Abl
遺伝子 A と
遺伝子 B が融合
CML 患者
Bcr-Abl 遺伝子
融合した遺伝子から融合
したタンパク質ができる。
健康な人は
Bcr
と
Abl
の二種類のタンパク質を
もっている。
Bcr
Abl
Abl タンパク質の活性が強
まり、白血病細胞をつくる。
Abl タンパク質に結合でき
る抗がん剤グリーベック
を合成。
+
Bcr
Abl
Abl タンパク質が働かなく
なり、95%以上の患者から
白血病細胞が消える。5 年
生存率は 95%。

図 21　CML の発生とグリーベックが効く仕組み

ク質に結合すると、Ablタンパク質の活性が抑えられ、白血病細胞が新たにできなくなるばかりか、すでにできてしまったものも消えることがわかりました。ＣＭＬの初期なら、グリーベックによる治療で、九五％以上の患者から白血病細胞が消えます。癌研有明病院では、グリーベックによるＣＭＬの治療では、五年後も九五％の人が健在である

表5　分子標的薬の例

名　称	標的分子	有効ながんの種類
グリーベック	Bcr-Abl/Kit	CML、胃がん（とくにGIST）
ハーセプチン	HER2	乳がん
リツキサン	CD20	悪性リンパ腫
イレッサ	EGFR	非小細胞肺がん
ベルケイド	プロテアソーム	多発性骨髄腫
アバスチン	VEGF	大腸がん、非小細胞肺がん

と発表しています。問題は、治療を始める時期が遅くなると治療効果が下がることです。専門の病院で、できるだけ早く治療を始めることが大切です。

グリーベックはその後、CMLの融合タンパク質と似たタンパク質が原因で発病する胃がん（とくにGIST《ジスト》と呼ばれる消化管間質腫瘍）、肺がん、前立腺がんにも有効であることがわかり、これらのがんの治療効果を上げるための研究が続けられています。

グリーベックは、がんの原因となっている特定のタンパク質分子を標的にしているため、分子標的薬と呼ばれています。現在では、がんに対する分子標的薬が次々に開発されています（表5）。

ハーセプチン、イレッサとは

乳がんの分子標的薬ハーセプチンは、乳がん細胞の表面に存在しているHER2《ハーツー》というタンパク質に結合する薬です。HER2が多く存在する（HER2陽性）乳がん細胞は、他の組織に転移しやすく、有効な抗がん剤がなかったのですが、ハーセプチンはHER2陽性の乳がん患者の四〇～八〇％に有効で、死亡する危険度を三四％下げ、再発の危険度を三二％下げるという画期的な効果があります。

ハーセプチンが乳がんに効く理由は単純です。乳がん細胞の増殖は、表面にある HER2 というタンパク質に、細胞が増殖する指令を与えるタンパク質（細胞増殖因子）が結合して起こります。ところが、HER2 に、HER2 特有の抗体であるハーセプチンが結合すると、細胞増殖因子が HER2 に結合することを妨害するのです。その結果、乳がん細胞の増殖に必要な情報が伝わらなくなります（図22）。

また、肺がんの八五％を占める非小細胞肺がんには、分子標的薬イレッサが劇的な効果を示す場合があります。その理由の詳細はまだ不明ですが、非小細胞肺がんの表面に存在し、細胞が増殖する情報を伝えるタンパク質（ＥＧＦＲ《イージーエファール》）の構造に少し異常がある人に効きやすい傾向があることがわかっています。最近の統計では、ＥＧＦＲの構造に異常があるヒトには、七七・一％有効であったと報告されています。ＥＧＦＲの構造の異常は、アジ

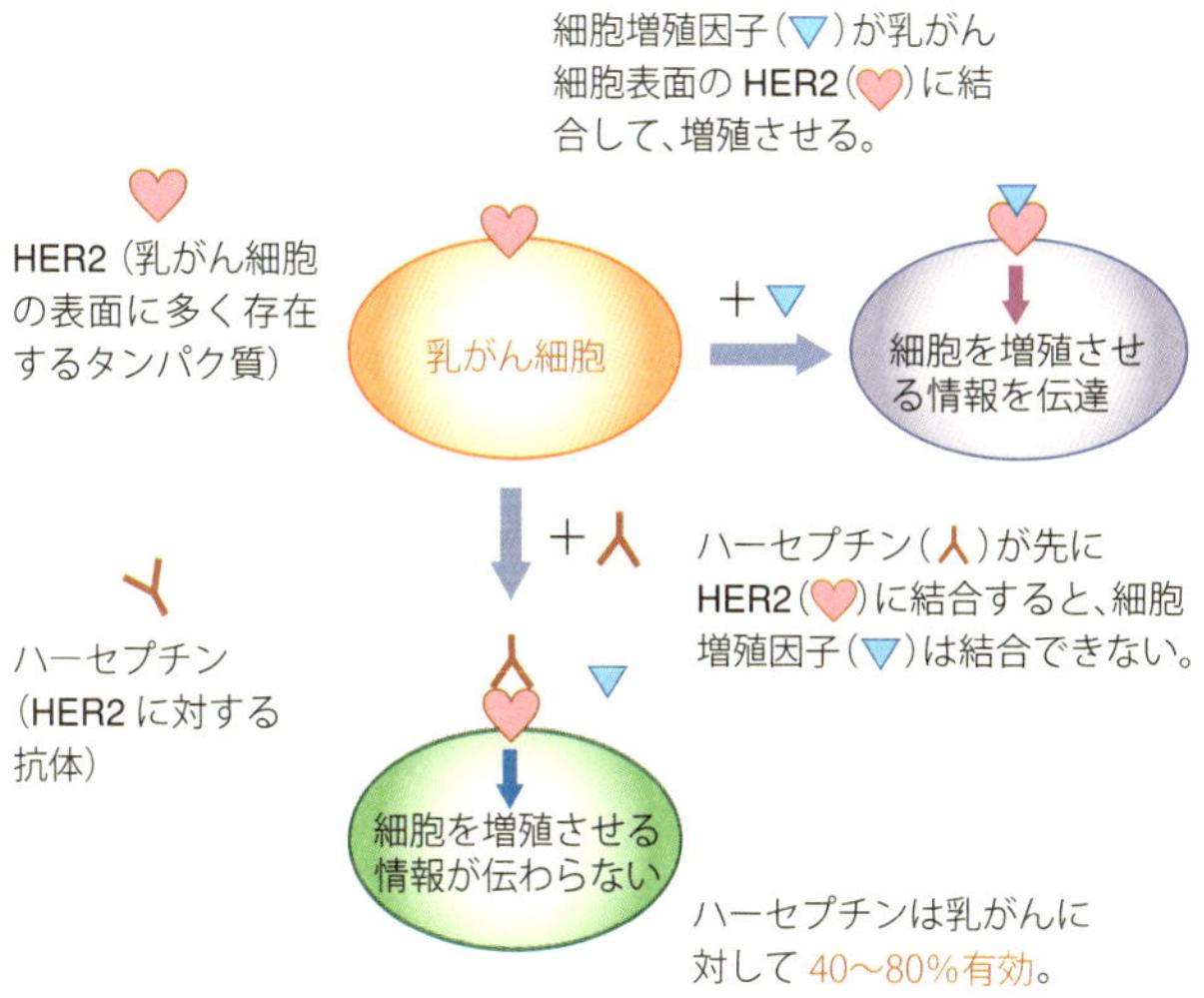
細胞増殖因子（▽）が乳がん
細胞表面の HER2（♡）に結
合して、増殖させる。
HER2（乳がん細胞
の表面に多く存在
するタンパク質）
乳がん細胞
＋▽
細胞を増殖させ
る情報を伝達
＋
ハーセプチン（　）が先に
HER2（♡）に結合すると、細胞
増殖因子（▽）は結合できない。
ハーセプチン
（HER2 に対する
抗体）
細胞を増殖させる
情報が伝わらない
ハーセプチンは乳がんに
対して 40〜80%有効。

図 22　乳がんに効くハーセプチン

ア人、女性、非喫煙者に多いとされているので、日本人に有利と考えられています。各個人の遺伝子情報を調べて薬を使うと有効なことを示す典型的な例です。

アバスチン、ベルケイドとは

外科手術が不可能な大腸がんの治療のために日本でも二〇〇七（平成一九）年に承認された分子標的薬のアバスチンは、従来の抗がん剤にはないユニークな作用の仕方をします。細胞が増殖するためには栄養が必要ですが、がん組織は効率的に栄養を得るために血管を新しくつくって栄養を補給します。アバスチンは血管が新しくできないよう妨害することで、がん細胞の増殖を阻止するのです。今後、アバスチンのようにがん細胞を兵糧《ひょうろう》攻めにする抗がん剤の開発も、ますます発展するでしょう。

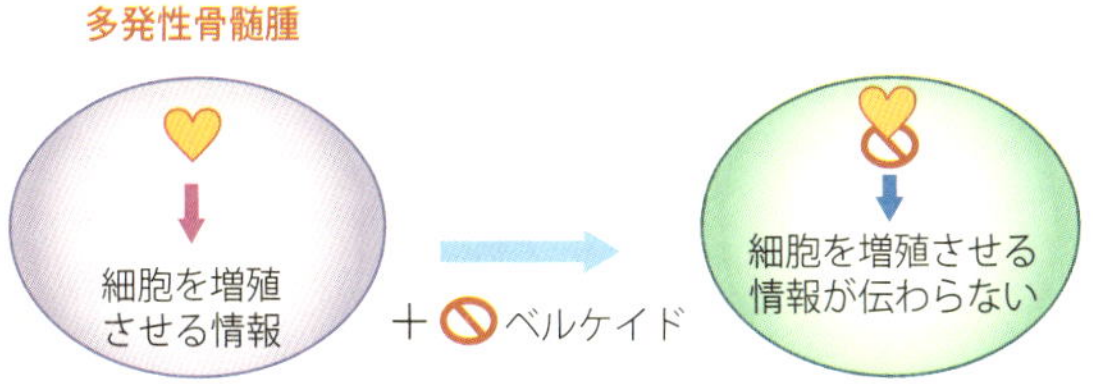

抗体を産生する細胞ががん化すると、増殖の情報を伝える酵素プロテアソーム（♡）が働いて、がん細胞が増殖。

プロテアソーム（♡）に抗がん剤ベルケイド（⊘）が結合すると、細胞を増殖させる情報が伝わらない。

プロテアソームは正常な細胞にも存在するので、なぜ多発性骨髄腫にだけ有効なのかは不明。

図 23　多発性骨髄腫に効くベルケイド

また、これまでにまったく治療薬のなかった多発性骨髄腫に対して、ベルケイドという抗がん剤が最近登場しました。多発性骨髄腫は骨が侵されるがんで、主に六〇歳以上に発症します。免疫力が低下し、感染症になることで死に至ります。ベルケイドは細胞内の情報の伝達を抑える薬で、いろいろながんの中で多発性骨髄腫だけに有効でした（図23）。二〇〇五年には、ベルケイドは多発性骨髄腫の患者の三八％に効果を示したと報告されています。この数字はあまり高くないと感じられるかもしれませんが、多発性骨髄腫に対する有効な薬が皆無だったことを考えると、非常な進歩といえます。しかし、日本では二〇〇六年に厚生労働省で承認されるまで、使用できませんでした。日本で使用可能になるまで、多発性骨髄腫の患者はインドやアメリカに行って治療を受けるしかなかったのです。これでは、非常に恵まれた人だけしか救われないことになります。

一般的に、新しい抗がん剤が日本の厚生労働省で承認されるのは非常に遅く、薬剤師の間では「北朝鮮と並んで世界で一番遅い」と陰口をたたかれています。二〇〇七年九月の時点で比べても、アメリカで承認された分子標的薬は一六種類あるのに、日本ではわずか六腫類です。現在、世界で申請中の分子標的薬は一五〇種類以上もありますから、がん患者が一日も早くこれらの抗がん剤を日本で使用できるように、厚生労働省は意識改革をしてもらわなければなりません。

亜ヒ酸も使い方次第

白血病の薬にもなり、毒にもなる「諸刃《もろは》の剣」のよい例が亜ヒ酸です（図24）。紀元前のギリシャ・ローマ時代以来二四〇〇年以上もの間、薬として使われてきました。中国では古くから白血病などに対する漢方薬として扱われる一方、毒殺にも利用されました。

漢方医は亜ヒ酸を「癌霊一号」と呼んで、急性前骨髄球性白血病（APL《エーピーエル》）の患者に使用していましたが、一九九七（平成九）年に中国のシェン（Shen ZX）博士らは、レチノイン酸が効かなくなった白血病患者に使用したところ、一五人中一四人の体内から白血病細胞が消えたことを報告しました。

ギリシャ・ローマ時代以来、2400年以上薬として使用。中国では紀元前から漢方薬として使用。

1974年　中国の漢方医がAPL患者に「癌霊1号」として使用
1997年　レチノイン酸が効かないAPL患者を亜ヒ酸で治療。15人中14人で白血病細胞が消失
1998年　和歌山毒物カレー事件
2000年　アメリカで白血病治療薬として承認
2004年　日本でも承認
2006年　APL患者をレチノイン酸と亜ヒ酸で治療すると、4年生存率が98.1%に
2008年　亜ヒ酸の作用機構の仕組みが明らかに

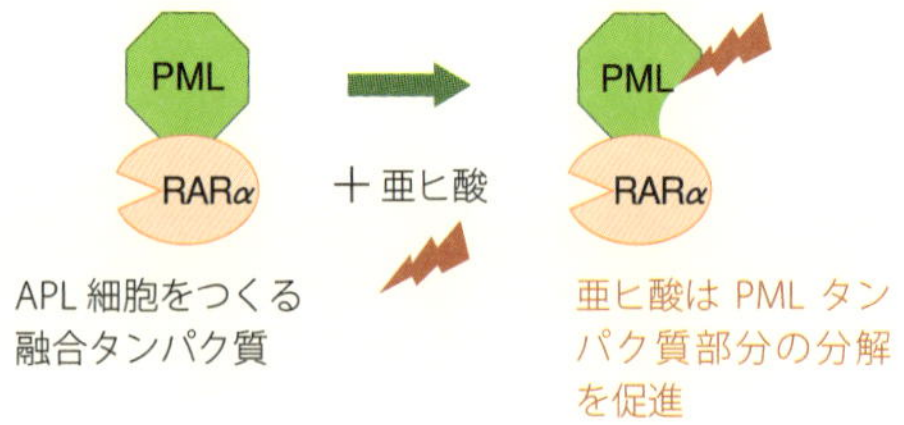

図24　亜ヒ酸の使用の歴史と効能

亜ヒ酸は、二〇〇〇年にアメリカで薬として承認されましたが、日本ではちょうどそのころ、和歌山毒物カレー事件が起こり毒薬として有名になったせいでなかなか認可されず、相当数の患者が中国・上海に行って治療を受けなければなりませんでした。その後、白血病に対する亜ヒ酸の有効性は世界中で確かめられ、二〇〇四年には日本でも承認されました。二〇〇六年にはアメリカ血液学会で、APLの患者をレチノイン酸と亜ヒ酸の二種類で治療した結果、九八・一％の患者が四年以上生存しているという驚異的な結果が報告されました。このように亜ヒ酸も加わったことで、白血病は「不治の病」から「薬で治る病」といわれるようになりました。

ではなぜ、これほど効くのでしょうか。最近になって、亜ヒ酸はAPLの原因である融合タンパク質の一部（PML《ピーエムエル》タンパク質部分）に結合して、その分解を促進することがわかりました（図24）。亜ヒ酸が薬として使われはじめたのは紀元前ですから、その作用の仕組みがわかるのに二〇〇〇年以上もかかったことになります。

第４章　がん治療法の進歩

どうしてがんになるのか

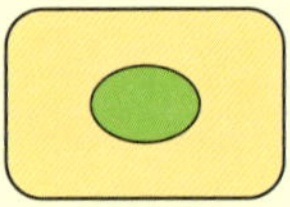

正常細胞

ヒトの正常細胞は、50～60回細胞分裂して同じ細胞をつくった後、死滅する。

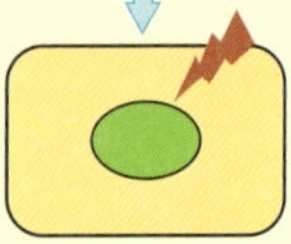

発がん物質や放射線などで、がんをつくる遺伝子（アクセル役）やがんをつくらせない遺伝子（ブレーキ役）が傷つく。

傷ついた遺伝子の指令により、機能が異常なタンパク質がつくられる。

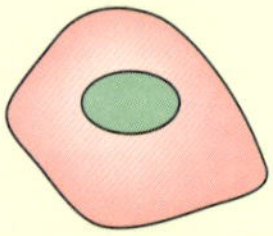

アクセルもブレーキも故障 → 制御不能

がん細胞ができる

がん細胞は、無秩序、無制限に同じ細胞をつくり続け、増殖する。

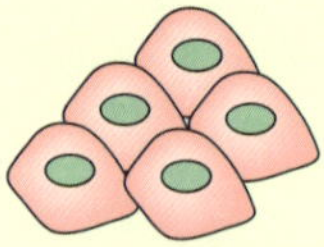

体内にできたカニ（cancer）の形に似た、岩のようなおでき（tumor）が大きくなり続ける。

発がん物質と発がん促進物質

発がん物質：タバコの煙中のベンツピレン、コールタール中のジベンズアントラセン、アスベストなど
発がん促進物質：タバコの煙、食塩など

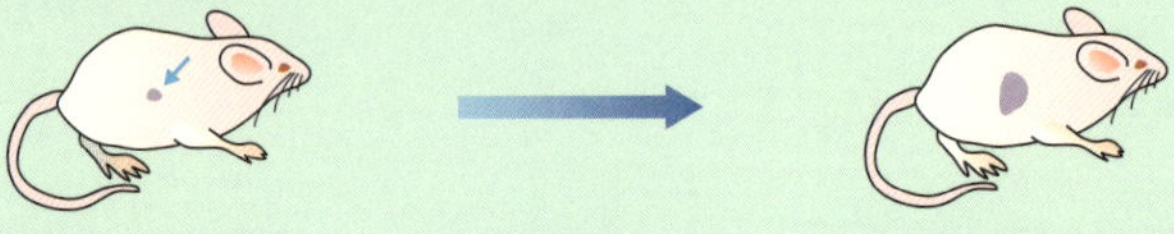

発がん物質を1回塗る。遺伝子に傷がつく

発がん促進物質を塗る

傷ついた遺伝子をもつ細胞が増え、皮膚にがんができる

がんは「予防ができ、治せる」ことがわかるまで

250 年前　タバコや石炭のすすががんの原因と判明

100 年前　放射線ががんの原因と判明
ウイルスやコールタールでがんを人工的に発症させることに成功

50 ～ 30 年前　ヒトのがんの大部分は、身のまわりの発がん物質や環境が原因と判明
がんになる原因：タバコ（30%）、食事（30%）、紫外線・放射線（2%）など

30 年前　がんは遺伝子の病気と判明
大部分のがんは、複数の遺伝子が傷ついて起こる（右図参照）

20 年前　がんは薬で治せることが判明
がん細胞の特定の分子だけを攻撃する分子標的薬が誕生。たとえば慢性骨髄性白血病では、分子標的薬グリーベックで 95%の患者が 5 年以上生存。「死の病」と恐れられた白血病が「薬で治せる病」に

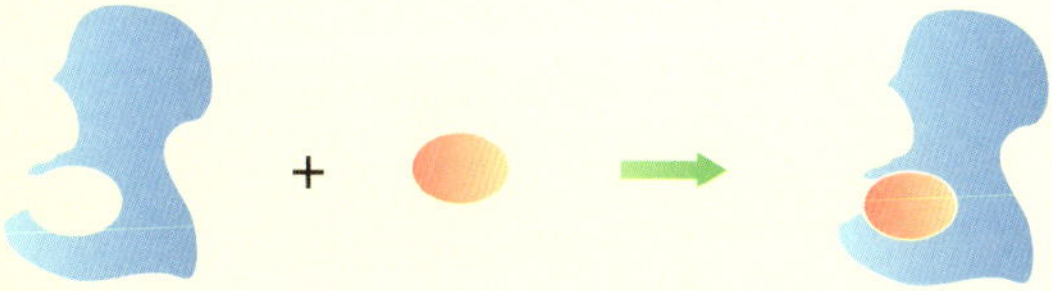

がんをつくるタンパク質　　分子標的薬　　白血病の原因であるがんをつくるタンパク質に分子標的薬が結合し、異常な動きを止める。

アメリカで、1 日 400 グラムの野菜と果物を食べることを奨励（1991 年）

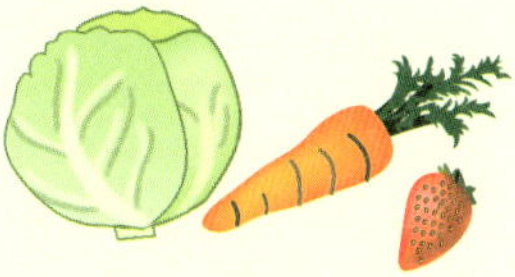

その後 15 年間でがんの死亡率が男性 19%、女性 11%減少

10 年前　ハーバード大学レポート発表：「がんは予防できる病」（1996 年）

現在　　外科療法、化学療法、放射線療法、検査法が進歩

すべてのがんで平均 5 年生存率が 60%以上

早期がん（肺がん、肝がんを除く）では、90%の患者が 5 年以上生存

↓

早期発見、早期治療が大切

60 歳を過ぎたら、がん検診を受ける

未来

- がん予防のための生活習慣改善の勧告
- 早期がんの検出による治療効果の向上
- 多くの分子標的薬の登場（世界中で 150 種類以上申請中）
- がん免疫療法が広く実用化
- 患者の遺伝子分析に基づく最も適した抗がん剤による治療（テーラーメイド医療）
- がん化学予防剤によるがん予防、再発の防止

↓

がん発生率と死亡率の大幅な減少

今すぐできるがん予防法

- 野菜や果物、穀物を多く食べる
- 発がん物質は避ける
- タバコ（50 種類以上の発がん物質を含む）はやめる
- 身体を動かし、肥満を防ぐ
- 心を豊かにする活動を行い、免疫力を高める
- アルコールの飲みすぎは控える
- 塩分の多い食事のような炎症を起こす生活習慣は避ける

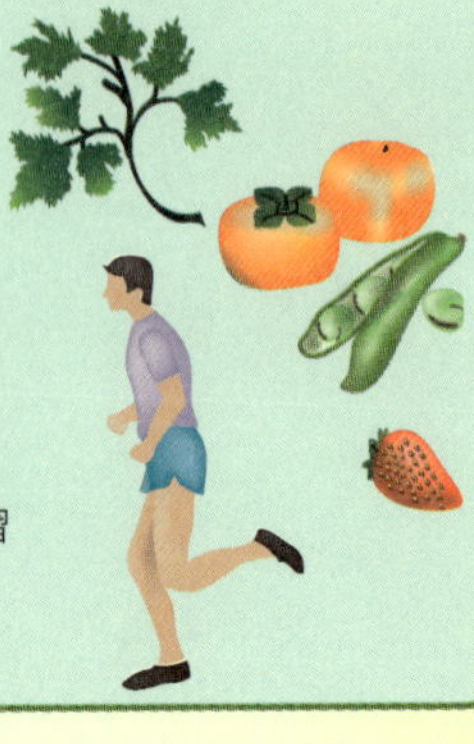

表６　がん治療法の進歩

治療方法	長　所	短　所	進　歩
放射線療法	外科療法が困難ながんに有効	正常組織を損傷することがある	高精度、低毒性。５年生存率 75%
外科療法	限局したがんは治療可能	検出できなかったがんは再発	胃がん手術での死亡率 0.8%。大腸がん手術では５年生存率 71.4%
化学療法	一時縮小効果は大	副作用が大きい	分子標的薬の登場
免疫細胞療法	有効な場合には持続期間が長い。副作用がない	即効性が低い	アメリカでは放射線療法との併用が第一選択治療法に

（生存・死亡率は国立がんセンターの統計）

従来のがん治療法の長所、短所

がん治療法には放射線療法、外科療法、化学療法、免疫細胞療法の四つがあります（表６）。この一〇年間で最も進歩したのが放射線療法です。狙《ねら》ったところに放射線を当てる局所制御率は九〇％、放射線療法を行ったがん患者の平均五年生存率（三センチ以下のがんの場合）は七五％と、高精度で低毒性になりました。また、放射線の種類もエックス線やガンマ線だけでなく、目的のがん細胞だけに集中して当てることのできるポジトロン（陽子線）や炭素イオン線などの粒子線も登場してきています。前立腺がんなどの治療には、放射線が出る物質を体内に埋め込んで内側からがん細胞に放射線を当てる「小線源療法」も行われています。

外科療法も進歩しました。国立がんセンターの統計をみると、胃がん手術の五年生存率は七〇%、手術での死亡率は〇・八%と非常に技術が向上していることがわかります。とくに二〇〇〇（平成一二）年ころから、早期の胃がんはＥＳＤ《イーエスディー》（endoscopic《エンドスコーピック》 submucosal《サブムコーサル》 dissection《ディセクション》）と呼ばれる新しい内視鏡手術法で切除できるようになりました。この内視鏡手術法は、がん組織の取り残しが少ないので、再発防止に効果的です。まだ、すべての病院でこの施術を受けられるというわけではないので、胃がんの手術を受ける人は、自分がかかる病院でこの手術が可能かどうかを確認した方がよいでしょう。また、大腸がん手術では五年生存率は七一・四％で、アメリカの四七・五％に比べると非常によい成績です。

次々に登場する分子標的薬や抗がん剤

化学療法分野では、次々に新しい分子標的薬が誕生し、「がんに効く薬はまったくない」という従来の考え方を一掃しました。増殖の速い細胞をターゲットにした従来の抗がん剤の使用法も改良され、副作用対策も進歩し、治療効果も向上しました。

また、分子標的薬と従来の抗がん剤とを組み合わせて治療する方法もいろ

リツキサン（Y）は、リンパ球からできたがん細胞の表面に存在するタンパク質 CD20（♡）に対する抗体。抗体が結合するとそれが目印になるため、他の免疫細胞の攻撃を受けやすくなり、がん細胞が排除される。

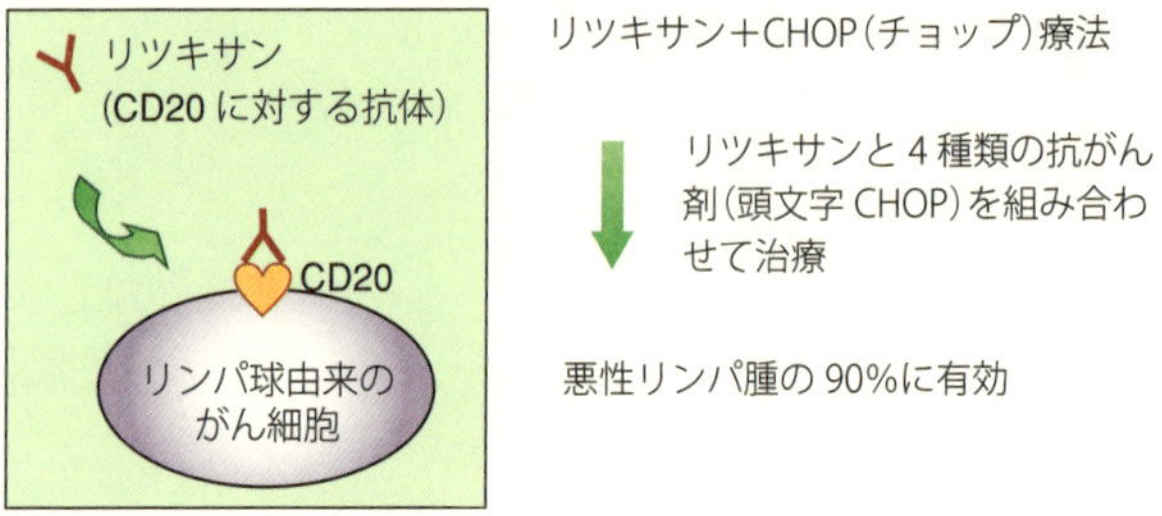

リツキサン
（CD20 に対する抗体）
CD20
リンパ球由来のがん細胞
リツキサン＋CHOP（チョップ）療法
リツキサンと 4 種類の抗がん剤（頭文字 CHOP）を組み合わせて治療
悪性リンパ腫の 90%に有効

図 25　悪性リンパ腫の分子標的薬リツキサン

いろ工夫されています。その例として、首や脇の下、足のつけ根のリンパ節がはれる悪性リンパ腫というリンパ球のがんに対する化学療法があります。悪性リンパ腫に対しては、リツキサンという分子標的薬が開発されました（図25）。リツキサンは、リンパ球由来のがん細胞の表面に存在しているCD《シーディ》20というタンパク質に対して結合する抗体です。最近では、リツキサンに四種類の抗がん剤を組み合わせて使用するチョップ療法（四種類の抗がん剤の頭文字を並べるとCHOPになるので、このように呼ばれる）が行われており、九〇％の悪性リンパ腫患者に対して効果を上げています。

イリノテカンとは

肺がん、卵巣がん、子宮頸がんの治療に使われているイリノテカンという抗がん剤は、毒性が強いカンプトテシンから発展したものです。カンプトテシンは喜樹《きじゅ》という中国原産の植物中に含まれる成分で、一九六六（昭和四一）年にアメリカのウォール（Wall ME）らが一〇〇〇種類もの植物の抽出液の抗がん活性を調べた結果、発見したものです。しかしながら、カンプトテシン自体は毒性が強く、抗がん剤としての開発は断念せざるをえませんでした（六八ページ参照）。

イリノテカンの開発に指導的役割を果たした現・昭和大学名誉教授の宮坂《みやさか》貞《ただし》博士によると、「天然のカンプトテシンの構造を少し変えて、毒性の弱い物質を化学的に大量に合成することを目的にした」とのことです。

カンプトテシンは、細胞が分裂するときに必要な酵素（トポイソメラーゼ）を阻害しますが、イリノテカンにはその活性がほとんどなく、がん細胞の中で分解すると活性が一〇〇〇倍に増えて、がん細胞の増殖を抑えます。

宮坂博士は当初、「カンプトテシンの構造を化学的に少しずつ変えた多くの化学物質の中で、がんにかかったマウスに対してイリノテカンだけがあまりにもよく効くので最初は間違いではないかと思った」と語っています。

正常細胞で同じことが起きると毒性が強いということになりますが、そうはならないのは、イリノテカンを分解する酵素活性が正常細胞とがん細胞とでは違うことや、イリノテカンの血液中の濃度が、長時間一定に保たれているためです。イリノテカンの開発後、イリノテカンに似せて、毒性が弱く抗がん作用が強い薬剤がいろいろつくられましたが、どれもイリノテカンほどよい結果は得られていませんでした。イリノテカンを開発した研究者たちの運がよかったといってしまえばそれまでですが、やはり運も才能のうちであり、科学の面白いところでしょう。

ペグインターフェロンとは

肝がんの特効薬「ペグインターフェロン」は、その応用のされ方が今後注目される抗がん剤です。現在、日本では肝がんで年間三万五〇〇〇人が死亡していますが、その約一〇%はB型肝炎ウイルス、約八〇%はC型肝炎ウイルスが原因です。一九九二（平成四）年には、肝がんの患者に「インターフェロン（がんウイルス抑制因子）」を使った治療法で、ウイルスの消失率は三〇％と報告されました。それが二〇〇四年に報告された「ペグインターフェロン」を使った治療法では、ウイルス消失率は八五％以上と一挙に向上しました。

ペグインターフェロンは、現・桐蔭横浜大学の稲田《いなだ》祐二《ゆうじ》教授らが開発した薬剤で、ヒトの体内にあるインターフェロンにポリエチレングリコールという無毒の化合物を人工的に結合させたものです。稲田教授は、異なった分野の研究者が違った角度から討論することが重要だと考え、「ハイブリッド（異種類の混成物）研究会」を主宰されていましたが、ペグインターフェロンはまさしくタンパク質と人工高分子化合物のハイブリッドなのです。

ポリエチレングリコールが結合したインターフェロンは体内で分解されにくくなり、薬を今までの一〇倍もの時間、体内にとどめることができます。そのおかげで、以前はインターフェロンの注射のために週三日病院へ通わなければならなかったのが、週一日でよくなりました。これは患者にとって非常に大きなメリットで、たとえばサラリーマンなどは週三日の病院通いは難しくても、週一日なら何とか可能です。また、ポリエチレングリコールが結合して大きくなったインターフェロンは、がん組織に集まりやすいことも特長のひとつで、これにより効果が増大します。

この抗がん剤は、厚生労働省がなかなか認可しないうちにアメリカで先に承認され世界中に広まりました。この方法が有望なのは、インターフェロンだけでなく従来の他の抗がん剤にもポリエチレングリコールを結合させることで、動物に対する治療効果が著しく増すものがいろいろあることです。今後、この原理を利用した有用な抗がん剤が次々に登場してくるでしょう。

甘い話にはご用心

がんにはいろいろな種類があります。大部分のがんは約二〇〇種類ずつあるがん遺伝子と抑制性がん遺伝子の数個ずつが傷ついて起こるため、その組み合わせは莫大な数になるからです。しかも、がん細胞は元々は正常な細胞が変化してできるため、異物を見分けて排除する免疫監視機構を巧みに逃れようとします。

そのうえ、二〇年前からがんの特効薬が登場してきているとはいえ、まだ薬の種類は足りません。また、がんは発見が遅れると方々に転移して、外科療法や放射線療法が困難になり、抗がん剤も効かなくなってしまいます。

このような不幸な状況につけこんで、昔から偽《にせ》抗がん剤が生まれては消えていくことが繰り返されてきました。現在でも偽抗がん剤は出ていますし、今後も出てくるでしょう。しかしながら、がんは科学的な研究が積み重ねられて、ようやく仕組みがわかってきた病気で、特効薬が次々に生まれてきているのも科学的な研究努力のおかげです。論理的に原理が説明できない薬は、効かないのです。科学的でない甘い話には、くれぐれも注意しなくてはなりません。

先端医療――がん免疫療法の登場

免疫とは「細菌やウイルスなどの外界の異物、がんなどの体内の異物を認識して排除する仕組み」です。ヒトでは、毎日三〇〇〇～五〇〇〇個のがん細胞がつくられていますが、免疫の監視機構によりがん細胞が排除されるので、がんにならずにすんでいます。

がん細胞は元々自分の細胞であり異物ではないため、免疫によるがん治療は不可能ではないかと最近まで考えられてきました。確かに、がん細胞はいろいろ工夫をこらして、免疫による監視から逃れているのも事実です。そのために、がんの免疫療法が発展性のある治療法であると認められはじめたのは、つい最近のことです。

がん細胞にも、免疫による監視機構が働いていることを示す多くの証拠があります。その証拠の一つに、一〇万個のがん細胞を移植してもがんにならなかったマウスに、放射線を当てて免疫機構を破壊したのち一〇〇〇個のがん細胞を移植するとがんになるという実験があります（図26）。

また、動物にがんウイルスを注射して人工的にがんをつくっていた研究者

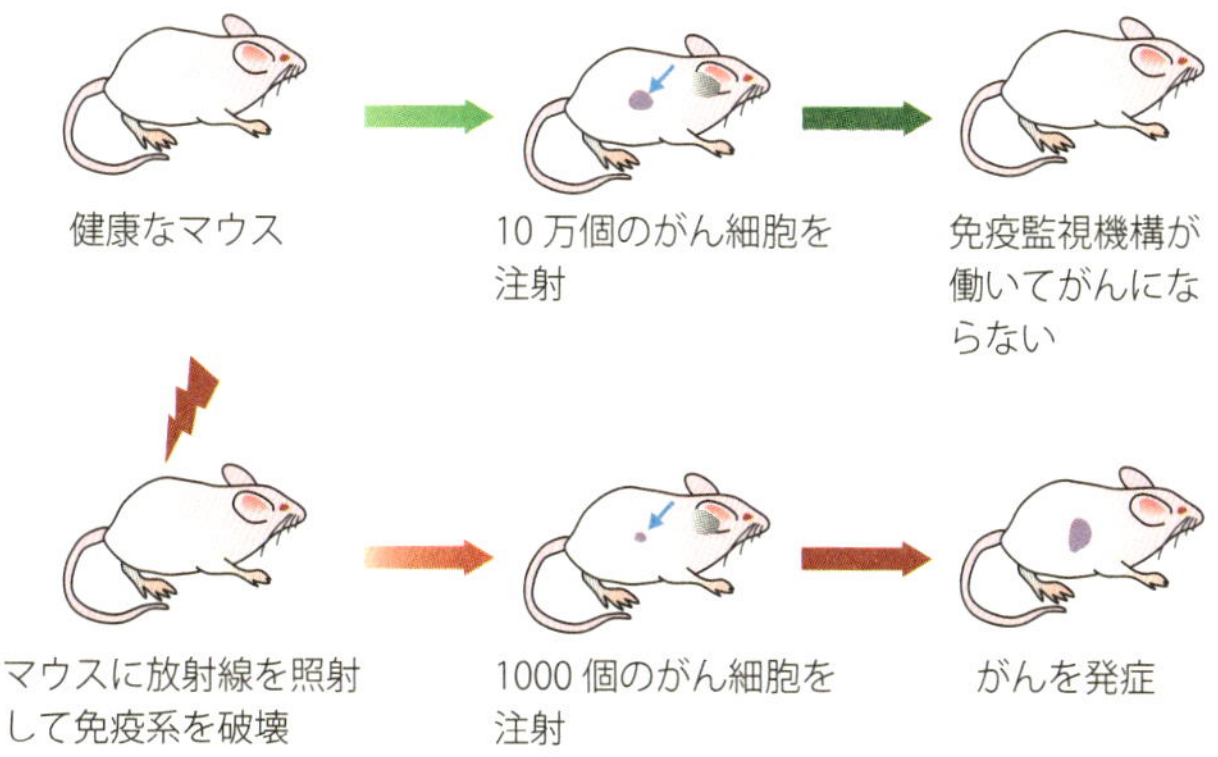
健康なマウス
10 万個のがん細胞を注射
免疫監視機構が働いてがんにならない
マウスに放射線を照射して免疫系を破壊
1000 個のがん細胞を注射
がんを発症

図 26　免疫監視機構によるがん細胞の排除

は、比較的少量のウイルスを注射したとき、一度できた小さながんが消えることをしばしば経験していました。

最近では、免疫機能が低下している組織移植患者では、固形がん（胃がんや乳がんなど、臓器に発生するがん）の発生頻度が高いことが報告されています。二〇〇八（平成二〇）年の日本がん学会でも「がん免疫療法の新展開」というシンポジウムが企画されました。これはちょうど、分子標的薬の登場で「がんは薬では治らない」時代から「がんも薬で治る」時代へ変わったのと同じように、今後がんの免疫療法は急速に発展するでしょう。

免疫を担う細胞は、有害な細菌などの異物が運び込まれるリンパ節に存在する樹状細胞とマクロファージや、身体中を巡回している血液中のリンパ球です。がんの免疫療法には、樹状細胞やリンパ球をいったん身体の外に取り出し、それらを活性化してから再び体内に戻す「免疫細胞療法」と、抗原となるがんワクチンを注射して身体の中の免疫を担っている細胞を活性化する「がんワクチン療法」があります。

免疫細胞療法

免疫細胞療法には、体外で活性化させる免疫細胞の違いにより、「活性化自己リンパ球療法」と「樹状細胞療法」の二つがあります。

活性化自己リンパ球療法は、血液中のリンパ球を増加させて免疫を活性化する方法で、樹状細胞療法は、血液中の樹状細胞にがん抗原を取り込ませて活性化し、がん細胞に対する免疫を増強させる療法です。どちらの方法でも血液をまず体外に取り出し、血液の中のリンパ球や樹状細胞を増殖・活性化させた後、それらを再び体内に戻して免疫を増強します。

細菌が入らないよう細心の注意を払ったうえで重装備して血液を採取・注入しなければならないので、高度な技術を要し、治療代も自己リンパ球療法単独で約三〇万円、樹状療法を併用すると約四〇万円と高くなります。しかし、治療そのものは一回約五〇ミリリットルの血液を採取されるだけで、三〇分で終了するため、患者の苦痛は比較的少ない方です。問題は治療効果ですが、最近、株式会社メディネットは免疫細胞療法の有効率は二四%と発表

① 患者の苦痛が少ない。1 回約 50mL の血液採取なので、30 分で終了する。

② アメリカでは、放射線療法と免疫細胞療法の併用治療が第一選択治療法になりつつある。

③ 患者は外科療法や化学療法を試した後に免疫細胞療法を受けに来るので、治療効果の判断が難しい。現在の有効率は 24%。

④ 保険が適用されないので、治療費が高い。1 回で約 30〜40 万円、年間で約 240〜500 万円かかる。

⑤ 実施できる医療機関が少ない。

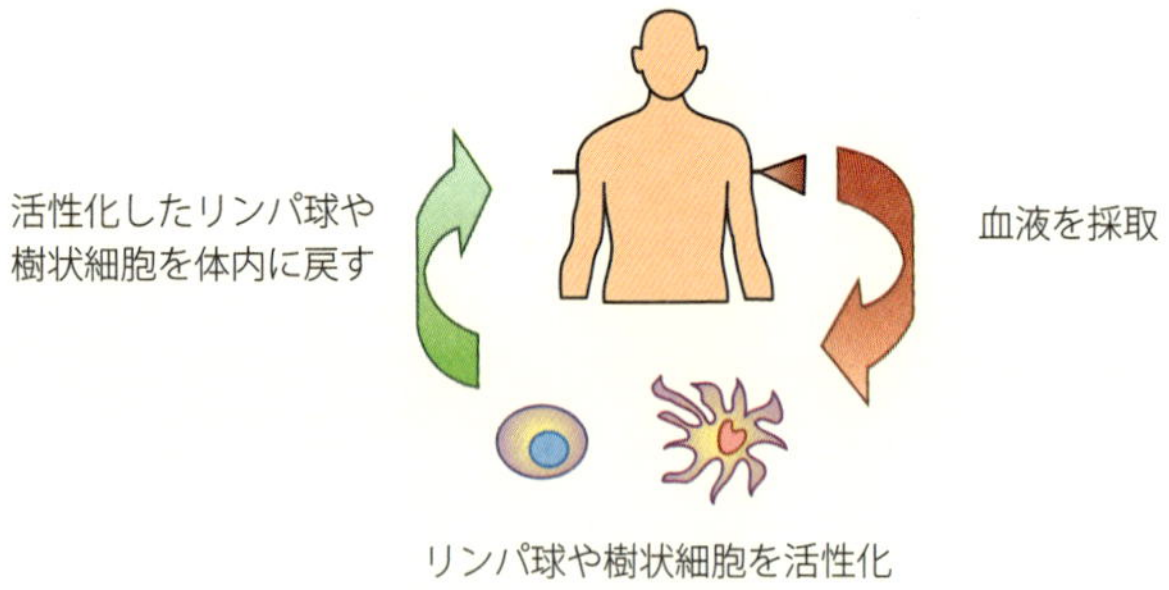
活性化したリンパ球や
樹状細胞を体内に戻す
血液を採取
リンパ球や樹状細胞を活性化

図 27　免疫細胞療法のメリット・デメリット

しています。免疫細胞療法を受ける患者は、他のいろいろながん治療を受けた後に来る場合がほとんどなので、治療効果の判断が難しいところです（図27）。アメリカでは、放射線療法と免疫細胞療法の併用が第一選択治療法になりつつあります。いずれ日本でも、この二つの治療法を併用する時代になっていくことでしょう。また、免疫細胞を活性化させる方法も改良されてきていますので、今後の発展が期待される治療法です。

日進月歩の「がんワクチン療法」

インフルエンザワクチンは、インフルエンザウイルスの一部分を製剤にしたもので、それを抗原としてヒトに注射すると、免疫系はそれを異物として認識し抗体をつくります。その後、インフルエンザウイルスが身体に侵入してきたときに、先につくられた抗体がインフルエンザウイルス（抗原）と結合（抗原抗体反応）し、インフルエンザウイルスは分解、排除され感染を免れます。

がん細胞の場合も、正常な細胞とは何か違うはずだと考えられてきましたが、抗原として使えるような有効な違いはなかなか見つかりませんでした。一九九一（平成三）年に、ヒトのメラノーマ（悪性黒色腫）から、がん細胞と精巣にだけ存在するタンパク質（がん・精巣抗原）が発見されました。このタンパク質の一部をヒトに注射すると、ヒトの免疫系はそれを異物とみなして、樹状細胞が活性化し、活性化した樹状細胞は細胞傷害性T《ティー》細胞を活性化します。細胞傷害性T細胞は、がん細胞を直接攻撃する免疫細胞です。すなわち、がん・精巣抗原の一部をワクチンとして注射すれば、免疫力が強くなり、がん細胞を消滅させる可能性が出てきたのです。この発見以降、がんワクチンの研究が注目されるようになりました。

がん細胞と精巣だけに存在するタンパク質の一部を抗原として注射し、免疫を強めてがん細胞を消滅させる。現状では効果は限定的であるが、急速に進歩する可能性がある。

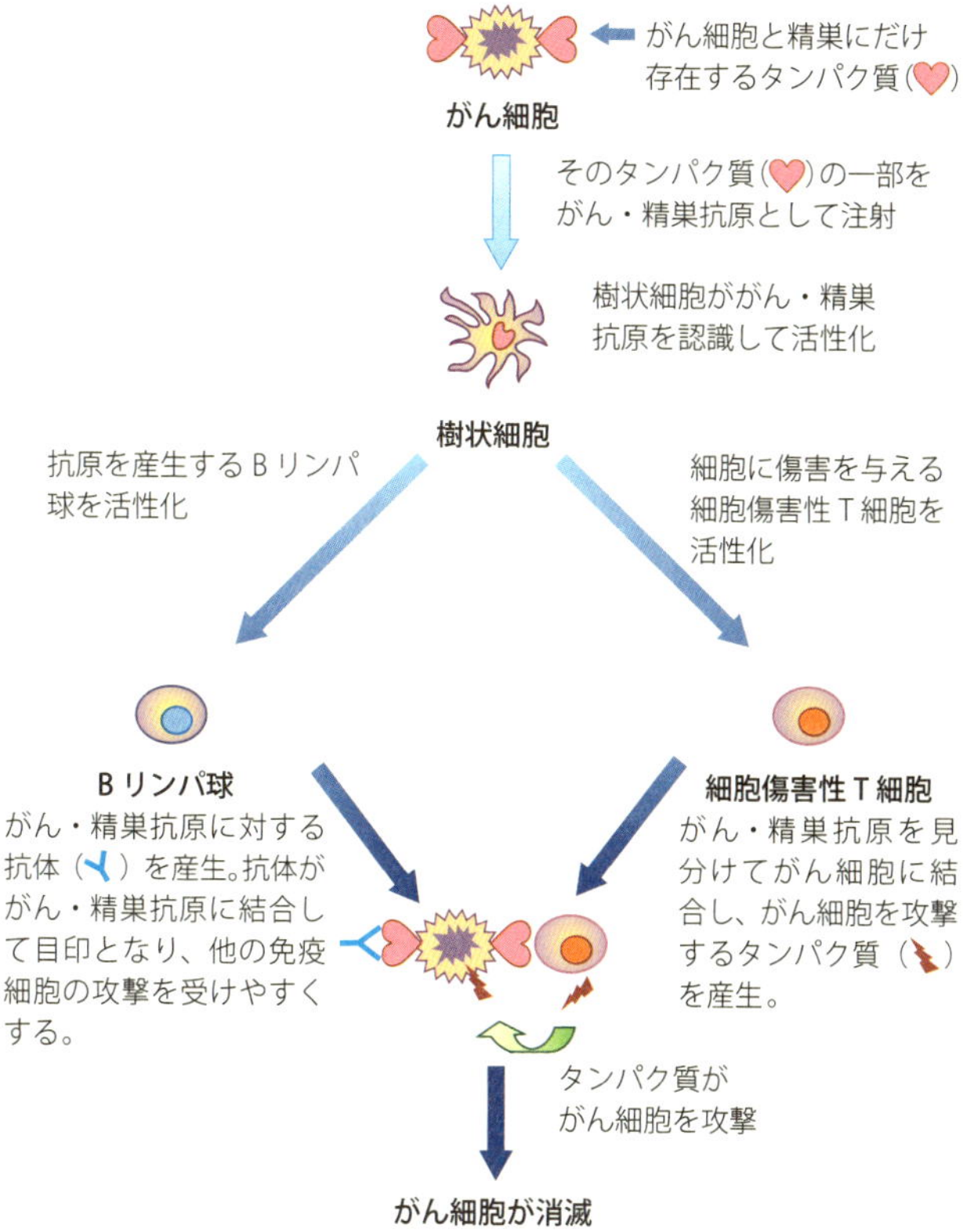

がん細胞と精巣にだけ存在するタンパク質(♡)
がん細胞
そのタンパク質(♡)の一部をがん・精巣抗原として注射
樹状細胞ががん・精巣抗原を認識して活性化
樹状細胞
抗原を産生するBリンパ球を活性化
細胞に傷害を与える細胞傷害性T細胞を活性化
Bリンパ球
がん・精巣抗原に対する抗体（ ）を産生。抗体ががん・精巣抗原に結合して目印となり、他の免疫細胞の攻撃を受けやすくする。
細胞傷害性T細胞
がん・精巣抗原を見分けてがん細胞に結合し、がん細胞を攻撃するタンパク質（ ）を産生。
タンパク質ががん細胞を攻撃
がん細胞が消滅

図 28　がんワクチン療法

以前、丸山ワクチンが流行したことがありましたが、丸山ワクチンは「結核に感染した患者はがんになるヒトが少ない」という観察からつくられた、結核菌を成分としたワクチンです。結核菌の成分（丸山ワクチン）を体内に注射して、全体の免疫活性を高めることにより、がんに対する免疫も強くするのが狙《ねら》いです。それに対して、がん・精巣抗原はがんと精巣にだけ存在するタンパク質（またはその一部分）ですから、がん細胞だけを標的にした免疫活性だけを強くするという直接的な治療効果が期待されます（図28）。

がん・精巣抗原を使ったがんワクチン療法が画期的ながん治療法になるのではないかと考えられ、現在では五〇種類以上のがん・精巣抗原が世界中で発見されています。がんワクチンを使った臨床試験は、メラノーマの患者に対して最初に行われ、その有効率は二五～四〇％と報告されています。現在、日本でも食道がん、大腸がん、前立腺がんなどの患者に対して臨床試験が行われていますが、治療効果はまだ十分とはいえず、改良すべき点が多く残されています。しかし、画期的な治療法の〝誕生前夜〟といった状況ですので、がん免疫療法に関するよい治療効果が出るのも、そう遠い未来ではないでしょう。

がん検査法の進歩

腫瘍マーカーによる検査

がん検査法も進歩しています。がんの検査に使用されてきた腫瘍マーカー（表7）は、理想的には特定の組織のがん細胞にだけ存在し、がん細胞がで

表7　がんの検査に使用される腫瘍マーカー

マーカー	特　徴	検出されるがん
AFP（αフェトプロテイン）	幼児期に肝臓、卵黄嚢で産生。肝硬変、肝炎でも上昇	肝がん
CEA（がん胎児性抗原）	大腸がんと胎児腸管に存在することから命名。成人の種々の正常組織にも存在	主として大腸がん。膵がん、肺がんでも検出できる
CA19-9（糖鎖抗原 19-9）	正常組織にも存在。19-9 はメモ用番号	膵がんで 70～90%陽性。小さな膵がんでも 70%検出できる
PSA（前立腺特異抗原）	正常前立腺組織に多い。前立腺肥大症でも上昇。正常値 4 ng/mL 未満。年齢とともに上昇	4～10 ng/mL で約 25%に、10 ng/mL以上で約 60%に前立腺がんが見つかる

きているかどうか、それが増えているかどうかを判断する目印となる物質をいいます。しかし実際は、マーカーはがん細胞だけでなく正常組織にも存在するので注意が必要です。たとえば、CEA《シーイーエー》（がん胎児性抗原）は、大腸がんと胎児の腸管に存在するという理由から、このような名前が付けられましたが、その後の研究で、成人のいろいろな正常組織に存在するタンパク質であることがわかりました。

これらの中で、CA19-9（シーエーナインティーンナイン、糖鎖抗原19-9）と呼ばれるマーカーは、正常組織にも存在する糖ですが、膵がんの七〇〜九〇％の患者で検出されます。小さな膵がんでも七〇％は検出されるので、マーカーとして有用です。またPSA《ピーエスエー》（前立腺特異抗原）は、前立腺組織に多いタンパク質ですが、この値が上昇すると前立腺がんの可能性が出てきます。しかし前立腺肥大症でも上昇するため、前立腺が肥大する傾向がある高齢者ではとくに注意が必要で、最終的には前立腺組織を一部取り出して検査する必要があります。

このような従来のがんを検出するマーカーの他に、最近では各個人のすべての遺伝子やタンパク質を調べて、わずかながんの兆候や性質、さらには、この人は将来どのようながんにかかりやすいか、またどのような治療法が適しているかなどを予測のできる血液検査法が検討されています。おそらく、あと五年程度で実用化されるでしょう。

新しい画像検査法

また、コンピュータ技術の向上により、XCT《エックスシーティー》（エックス線コンピュータ断層撮影法）、MRI《エムアールアイ》（核磁気共鳴画像検査）、PET《ペット》（ポジトロン断層法）、超音波診断法などの精度がよくなり、小さながんでも画像として見出すことが可能になってきました。なかでも、最も進歩したがん検出法の一つに、ヘリカルCT《シーティー》（らせん状のコンピュータ断層撮影法）があります。これは、エックス線を放射する装置が身体のまわりをらせん状に連続的に回転して、身体を輪切りにした画像を撮影する方法です。この装置が最初に検診に導入されたのが肺がんで、それまでは三センチ以下の肺がんは見つかりませんでしたが、ヘリカルCTにより一センチ以下でも発見できるようになりました。その結果、リンパ節に転移していない肺がんの五年生存率が四八%から八四%に上昇しました。

乳がんは、日本の三〇~七〇歳の女性におけるがん死亡原因の一位ですが、乳がんの早期発見に有効な方法がマンモグラフィーです。マンモグラフィーは、乳房（mamma《マンマ》）と画像をつくる方法（-graphy《グラフィー》）からつくられた造語で、乳房をプラスチック板ではさみ、エックス線で撮影する方法です。この方法では、しこりが触れないうちに乳がんの検出ができるので早期発見が可能です。宮城県対がん協会の統計では、マンモグラフィーの導入により、しこりが二センチ以下で、他の組織に転移していない早期乳がんの発見率が三九%から七三%に急上昇したそうです。乳がんは早期治療で九割以上が完全に治りますから、多くの女性がマンモグラフィーによる検診を受けることが望まれます。この方法の欠点は、乳腺が発達している四〇歳以下では画像が見にくく、がんを見逃すことがあることです。その場合は、超音波による診断などが適しています。

ＭＲＩは、エックス線や超音波とはまったく異なる磁力と電磁波を使って体内の構造を見る方法です。この方法は、脳や脊髄など骨に囲まれた部分の水や脂肪の分布の検査に有効ですから、脳腫瘍や頭頸部がんを見つけることができます。

ＰＥＴは、ポジトロン（陽子線）を出すブドウ糖（グルコース）の性質を利用しています。検査ではブドウ糖に似せた物質を静脈から注射します。分裂の盛んながん細胞は、ブドウ糖を細胞内に取り込み、それを分解しエネルギーにしているため、ブドウ糖に似せた物質を取り込みます。その物質から放出される強いポジトロンを検出して画像化すれば、がんの場所や活動性がわかります。

ＰＥＴは、これまでの画像検査法とはまったく原理が異なるので、今までの方法では見つからなかったがんを発見することができます。実際にＰＥＴによる検診で、受診者の五％にがんが見つかり、その九五％が早期がんでした。この方法の短所は、分裂が盛んではないがん細胞は検出できないことと、費用が高く、一回の検査が約二〇万円かかることです。今後、普及が進めば費用も安くなり、検査を受けやすくなるでしょう。

これからのがん治療法

日本のがん治療法は多くの病院で、最初に外科療法（手術）をし、次いで化学療法（抗がん剤投与）、さらに放射線療法をするという順序で進められています。しかしアメリカでは、最初から放射線療法を行うという順序に変わってきています。二〇〇五（平成一七）年の調査では、放射線治療を受けたがん患者は、日本では二五％ですが、アメリカでは六六％、ドイツでは六〇％と、大きな開きがあります。今後、日本でも放射線療法が優先されるようになると思いますが、そのためには放射線治療技師の人材育成を急がなければなりません。

また、今後はますますがんの「予防」に重点がおかれるようになるでしょう。五～一〇年後には、各人の生活習慣や遺伝子情報から、何年後に身体のどの組織にがんが発生するかを医師から予告され、がんを予防するために、生活習慣をどのように改善すればいいかなどの勧告が行われるようになるでしょう。また、がんの発生する可能性が高い組織の検査が精密に行われ、現在よりもっと早い段階でのがんの検出が可能になるでしょう。もしも、がんが発生する可能性が非常に高いと判断された場合には、「化学予防薬」で、がんの発生を抑える措置がとられます。このようになれば、それは「がんの予防療法」と呼べるでしょう。

予防療法により、がんが完全に予防されていれば問題はないのですが、初期のがんが検出された場合には、専門病院で「放射線療法」と「免疫療法」を受けます。それでも十分な効果が得られないときには「外科療法」と「化学療法」と「免疫療法」を併用することになります。その際は、患者の遺伝子やタンパク質の特徴、がんが発生した部位やがんの性質の情報に基づいて、最適な治療法や治療薬を各患者自身が選択することになるので、患者も十分な知識をもち、自分の考えをはっきりさせることが必要になります。

このように、各患者やがん組織の遺伝子情報に基づいてそれぞれに最も適した治療を行うことは、洋服屋（テーラー）が個人に合った服を仕立てるこ

表8　日本のがん治療法

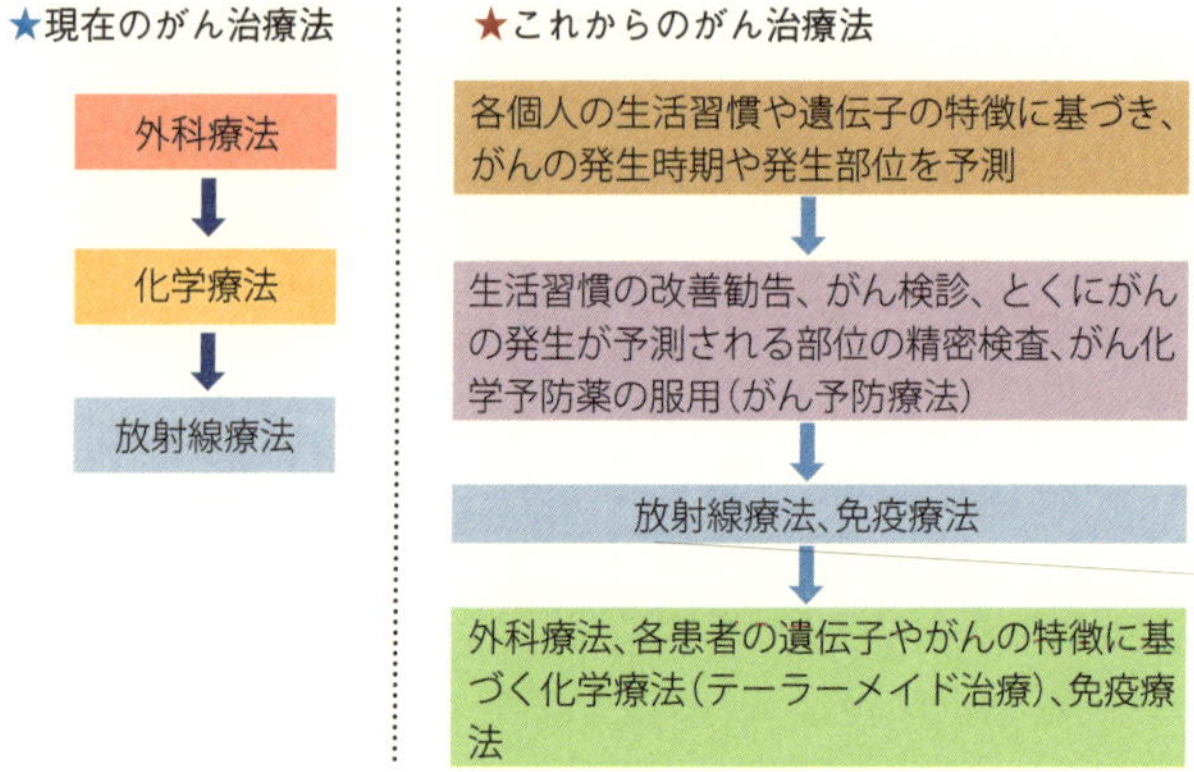
★現在のがん治療法
外科療法
化学療法
放射線療法
★これからのがん治療法
各個人の生活習慣や遺伝子の特徴に基づき、がんの発生時期や発生部位を予測
生活習慣の改善勧告、がん検診、とくにがんの発生が予測される部位の精密検査、がん化学予防薬の服用（がん予防療法）
放射線療法、免疫療法
外科療法、各患者の遺伝子やがんの特徴に基づく化学療法（テーラーメイド治療）、免疫療法

とに似ているため、テーラーメイド治療と呼ばれます。乳がんの分子標的薬ハーセプチンは、乳がん細胞の表面に存在する**HER2**《ハーツー》というタンパク質が多い患者に有効ですし、肺がんの分子標的薬イレッサは、細胞増殖の情報を伝える**EGF**《イージーエフ》受容体の構造に異常がある患者に有効なことなどからわかるように、がん治療はすでにテーラーメイド治療の時代に入っているのです（表8）。

第5章　がん予防時代

早期発見、早期治療が大切——がんによる死を防ぐ

がんの治療法や検査法の進歩により、がんの治療効果は著しく向上しています。前述したように早期がんであれば、肝がん、肺がん、食道がん以外は五年相対生存率が九割以上になっています（七二ページの図18参照）。乳がんでは、しこりが二センチ以下で、他の組織に転移していない場合が早期がんと分類されていますが、しこりとして感じられない、より早い段階で治療を受ければ一〇〇%近く治ります。胃がんでも、早期がんと呼ばれる早い時期に発見し手術した場合には、五年後の生存率は約九〇%です。しかし、発見の時期が遅くなるにつれて生存率は低下し、末期がんでは約一〇%にまで下がってしまいます（図29）。また、自主的にがん検診を受けて見つかった

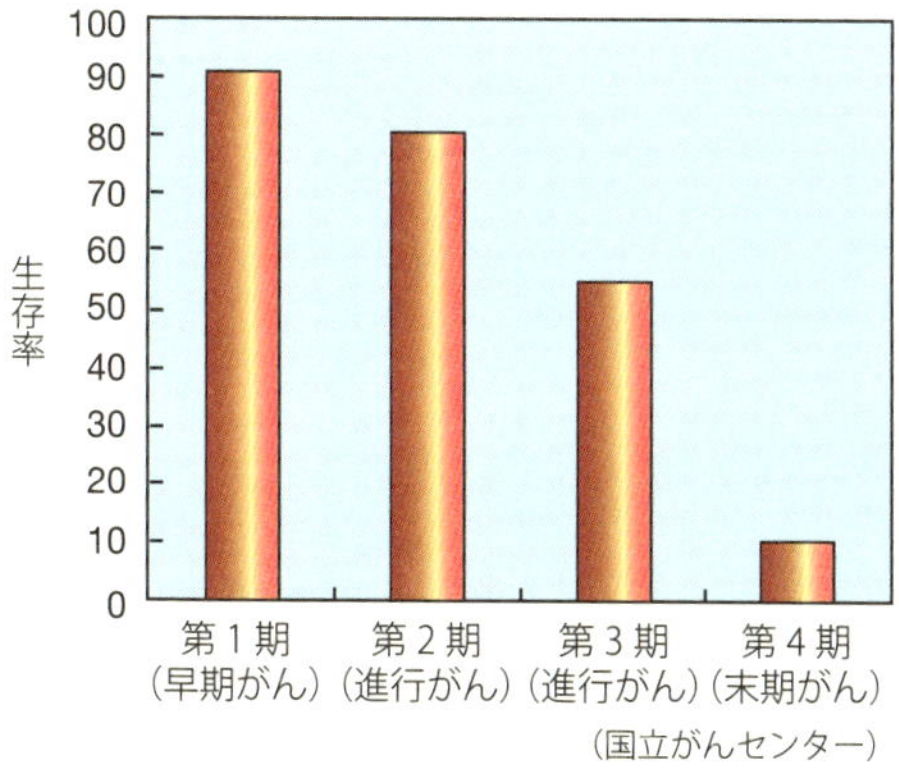

図29　胃がんの手術5年後生存率

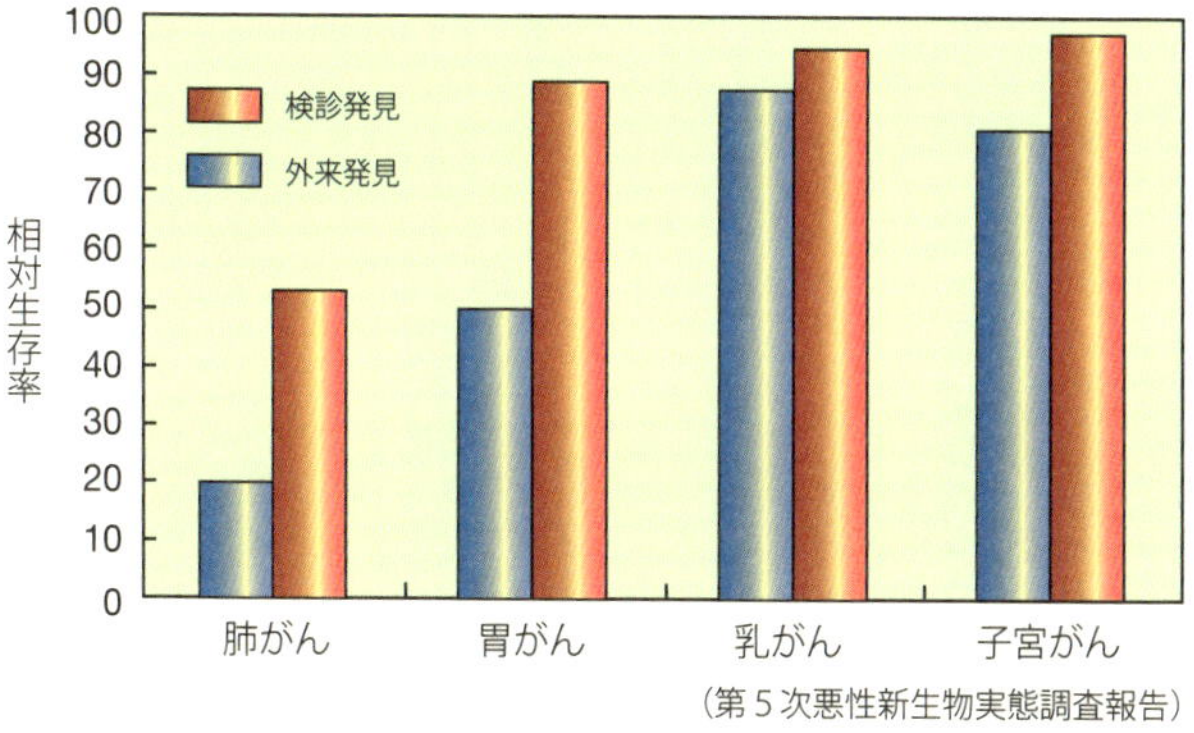

図30　受診の動機別にみた早期がんの3年相対生存率

場合と、外来の検診で偶然見つかった場合とでは、がん検診で検出された患者の方が生存率が高いという結果が出ています（図30）。がんだけを専門的に調べるがん検診の方が、早期がんを見つけやすいからです。生き延びるためには、何よりもまず早期発見、早期治療が大切です。

早くにがんを発見し早期に治療をすれば、がんによる死を防ぐことができるという意味で、がんの早期発見、早期治療は「がんの二次予防」と呼ばれています。これに対して、がんにならないための予防は「がんの一次予防」になります。

早期発見、早期治療が大切なことはわかっていても、現実的には仕事が忙しかったり、環境が十分に整っていなかったりで、なかなか検診を受けにいけない人も多いでしょう。そのような人は、がんが発する警戒信号に気をつけましょう。がんの警戒信号は、身体の中に岩のような塊《かたまり》（がん）ができて、それが正常な組織の働きを妨げることから現れてきます。たとえば、胃がんの細胞は、正常な胃の作用を邪魔するため、食欲がなくなったり、胃の具合が悪いと感じるようになります。大腸がんですと、便の通り道にがんができるため、便通が悪くなったり、便に血が混じったりします。このように、健康なときと何かが少し違うと気づいたら、すぐに病院でがん検診を受けてください。しかし、がんの初期に警戒信号を出してくれるのはまだ幸運なケースで、多くの場合は、がんは大きくなってからしか信号を発しません。国立がんセンターで、何の症状も感じていない約七〇〇〇人にがん検診を受けてもらったところ、そのうちの約五%にがんが見つかったそうです。五%というのは二〇人に一人という割合ですから、がん検診でがんが見つかる可能性は結構高いのです。ですから、がん検診を受ける機会をつくるよう努力しましょう。がん検診の検査項目は各病院で違うので迷うかもしれませんが、今はとにかく受けることが大切です。ただし、バリウムを飲んでエックス線撮影する「胃バリ」と呼ばれる胃がんの検査法は、胃がん発見率が〇・一％と非常に低いのであまり期待はできません。〇・一％ということは、一〇〇〇人受けて一人しか胃がんが見つからない計算になります。現在の日本では、胃がんの九五％は胃カメラなどの検査で見つかっています。

早期に発見、治療しないと……

それではなぜ、がんを早期に発見して治療しないと治療が難しくなるのでしょうか。私たちの身体の中で、免疫監視機構から逃れた一個のがん細胞が、現在の検査法で検出できる一センチくらいのがん組織（初期がん）に成

表９　早期発見，早期治療しないとがん治療が難しくなる理由

★がん細胞の性質の変化 抗がん剤が効きにくいように性質を変える。 増殖速度を速める。
★周囲の組織への侵入と転移 攻撃する的が絞れなくなる。
★都合のよい環境の整備 血管を新たにつくり、栄養を補給する。
★免疫監視機構から逃れる

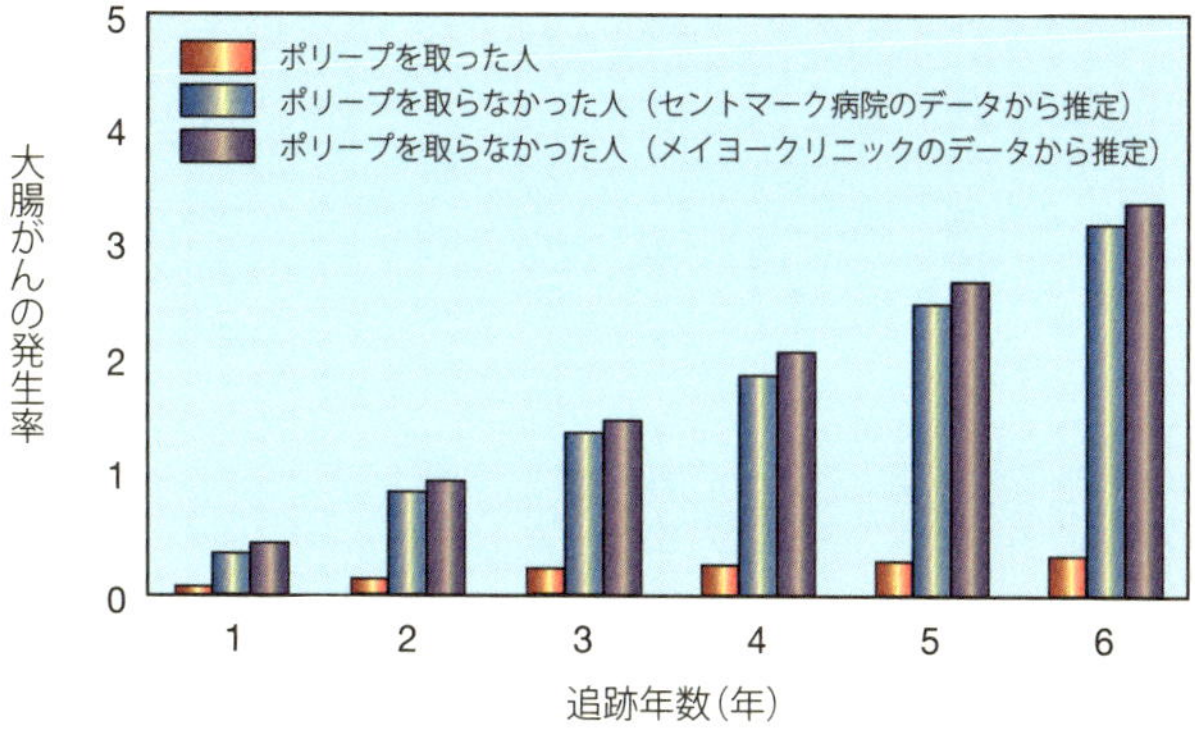

図31　大腸がんの発生率とポリープの関係

長するには、一〇～二〇年かかるといわれています。この長い年月の間に、がん細胞は徐々に性質を変え、がん細胞自身が住みやすいような環境をつくり出していきます（表9）。

たとえば、がん細胞の中から抗がん剤を排出しやすくしたり、抗がん剤ががん細胞に到達しにくくする細胞の塊《かたまり》をつくります。また、新しく血管を引いて増殖に必要な栄養を補給します。さらに、免疫監視機構から逃れるため、免疫の司令塔役である樹状細胞の働きを抑える物質を放出し、免疫力を弱めます。免疫力が弱くなるとがん細胞は増殖しやすくなり、他の場所へ移動（転移）し、そこでまた増殖します。これが末期がんです。

近年増加している大腸がんは、少なくても八〇%以上はポリープと呼ばれる突起物が変化して発症すると考えられています。見つかったポリープを切除した人が大腸がんになる割合を、アメリカのメイヨークリニックとイギリスのセントマーク病院で調べた過去のデータと比較すると、ポリープを切り取ると八〇％以上も大腸がんになる割合が減ることがわかりました。逆にポリープを取らないと、五、六年後には八～九倍も大腸がんになりやすいことがわかります（図31）。がんを早期に発見して治療を行うことが、何より重要なのです。

どうすれば予防できる？

ファイブ・ア・デイのすすめ

一九九一（平成三）年アメリカでは、アメリカ国立がん研究所と農産物健康増進基金が共同して「一日五皿（四〇〇グラム）の野菜や果物を摂る」ことを推奨し、一日五皿を略した「5 A Day（ファイブ・ア・デイ）」というキャッチフレーズをスーパーのビニール袋などに印刷し、宣伝しました。ファイブという発音は、食物繊維という意味の「ファイバー」にも通じています。食物からビタミンと繊維質のものを多く摂ることを推奨したのです。それ以後、アメリカではがんにかかる率や死亡率は目立って低下し、二〇一五年にはそれぞれ三割減になる予測です。現在、アメリカ政府は「がん半減」を目標にしています。

ハーバード大学の調査でも、がんの三割は食物が原因とされています。では、がん予防効果のある食物とは、どのようなものでしょうか。アメリカ国立がん研究所が作成した「デザイナーフーズのピラミッド」では、がん予防の報告例や調査例の多かった順に、食品群を三段階に分けて紹介しています

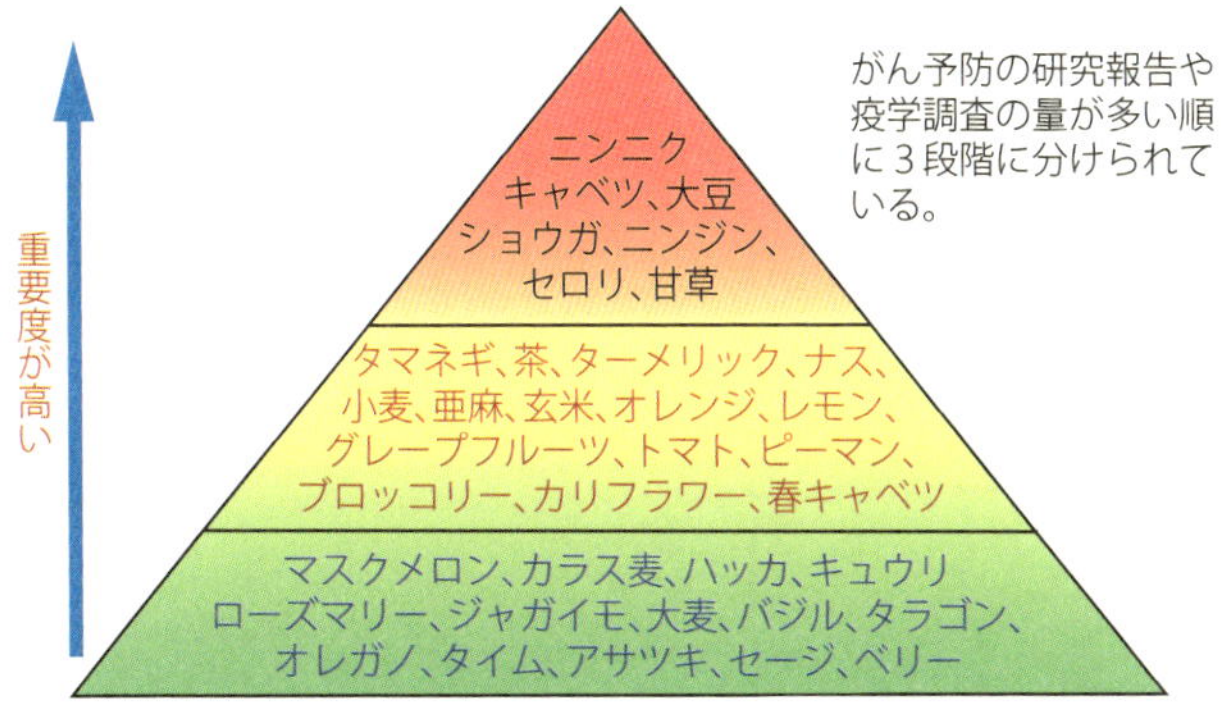
ニンニク
キャベツ、大豆
ショウガ、ニンジン、
セロリ、甘草
タマネギ、茶、ターメリック、ナス、
小麦、亜麻、玄米、オレンジ、レモン、
グレープフルーツ、トマト、ピーマン、
ブロッコリー、カリフラワー、春キャベツ
マスクメロン、カラス麦、ハッカ、キュウリ
ローズマリー、ジャガイモ、大麦、バジル、タラゴン、
オレガノ、タイム、アサツキ、セージ、ベリー
重要度が高い
がん予防の研究報告や疫学調査の量が多い順に３段階に分けられている。

図 32　デザイナーフーズのピラミッド　　（アメリカ国立がん研究所）

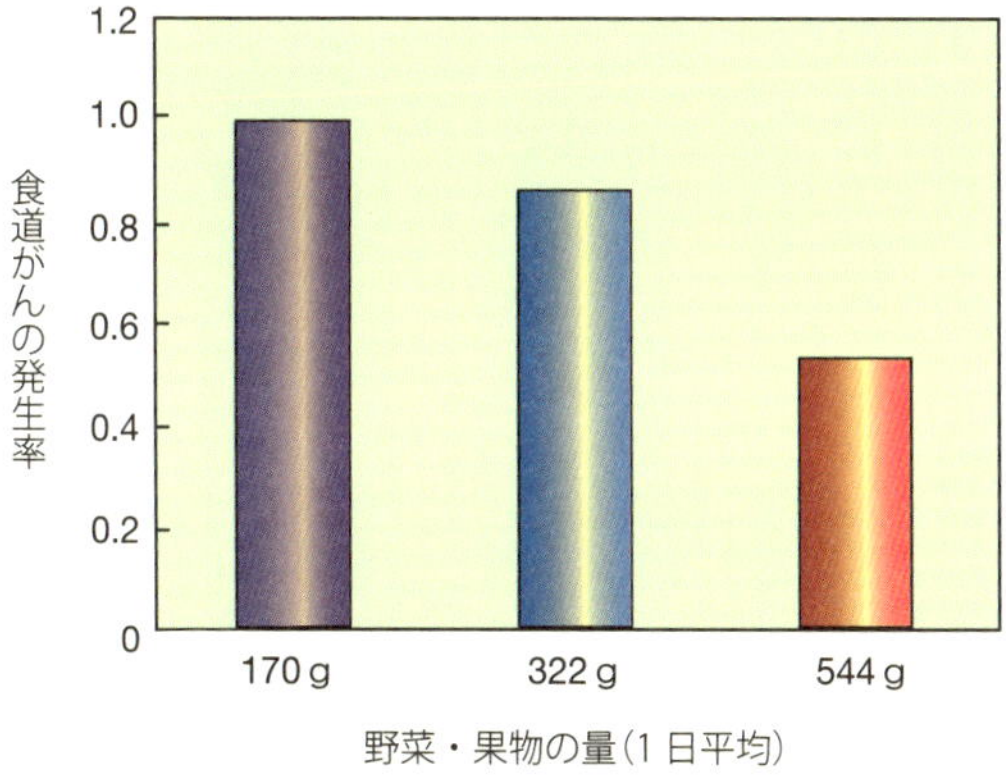
1.2
1.0
0.8
0.6
0.4
0.2
0
食道がんの発生率
170 g
322 g
544 g
野菜・果物の量（1 日平均）

図 33　食道がんの発生率と野菜・果物の関係

（図32）。最も重要度が高い第一群の食品として「ニンニク、キャベツ、大豆、ショウガ、ニンジン、セロリ、甘草」をあげています。

二〇〇八年に発表された厚生労働省の調査（四五～七四歳の日本人約四万人を対象）では、対象を一日に食べる野菜や果物の量で三つのグループに分類し、食道がんの発生率を調べています（図33）。その結果は、野菜や果物の影響が実にはっきり現れており、一日一七〇グラム食べるグループに比べて、一日五四四グラム食べるグループは四八％も発生率が下がっています。さらに、一日に食べる野菜や果物が一〇〇グラム増えると、食道がんの発生率は一一％下がると分析されています。このような結果をみると野菜や果物の摂取は多ければ多いほどよさそうに思いますが、食べすぎて胃腸を壊すようではいけません。胃腸に慢性的な炎症を起こしてしまうと、がんになる危険性が出てきますので、やはり「腹八分目」が大切なのです。

がん研究振興財団は「がんを防ぐための一二カ条」をあげ、その中で「食物から適量のビタミンと繊維質のものを多く摂る」ことを推奨しています。要するに、緑黄色野菜や穀物をたっぷり摂りなさいということです（図34）。アメリカ国立がん研究所と日本のがん研究振興財団が推奨する野菜類の中で、何が最もがん予防にいいのか気になる人もいるでしょう。現在のところ、特定のものがよいという根拠はありません。たとえば、イギリス人女性三万五〇〇〇人を調査した結果（二〇〇七年一月）をみると、乳がん発生率は果物や穀物の食物繊維を多く摂ったグループでは、約二〇～四〇％減りましたが、野菜を多く摂っても減りませんでした。これに対して、スウェーデン人女性約五万人を調査した報告（二〇〇八年八月）では、乳がん発生率は果物の食物繊維を多く摂ったグループでは約三四％減少しましたが、穀物や野菜を多く摂取しても変わりませんでした。現時点では、一般的な野菜や果

★ビタミンA・カロテンを多く含む食品
ニンジン、ホウレンソウ、小松菜、春菊、ニラ、レバー、ウナギ、バター、チーズ

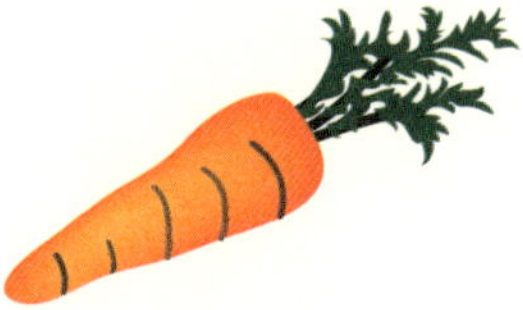

★ビタミンCを多く含む食品
パセリ、ピーマン、ホウレンソウ、ブロッコリー、高菜、イチゴ、柿、キウイフルーツ、レモン

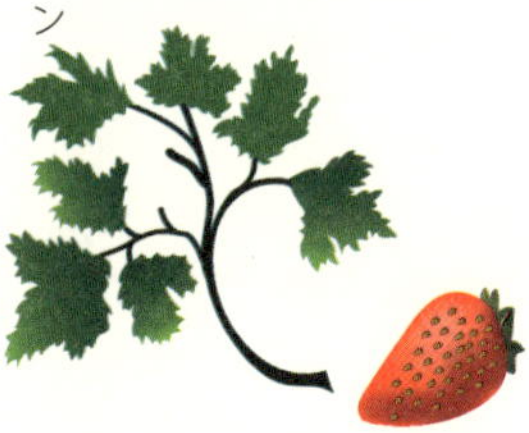

★ビタミンEを多く含む食品
ピーナツ、大豆、エンドウマメ、ウナギ、胚芽米、ゴマ油、イワシ、卵

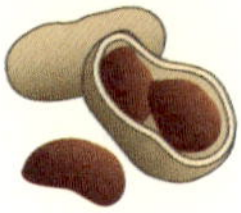

★食物繊維を多く含む食品
ひじき、ライ麦パン、インゲンマメ、ソラマメ、イチゴ、柿、干し柿、甘栗

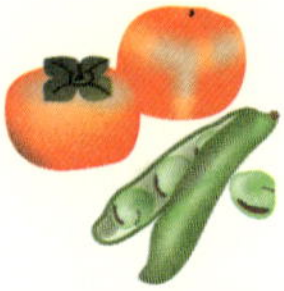

（がんを防ぐための12カ条：がん研究振興財団）

図34　がん予防効果があるとされる食物

物、穀物を、胃腸を壊さない程度にできるだけ多く摂ることが、がんの予防になると考えるといいでしょう。

禁煙はがん予防に最も貢献

前述したように、タバコの煙にはヒトの遺伝子に傷をつける強力な発がん物質であるベンツピレンや3-メチルコラントレンなど、五〇種類以上の発がん物質が含まれているだけでなく、正常な細胞をがん細胞に変える発がん促進作用もあります。ですから、タバコを吸うということは、自分の身体に自ら一生懸命がんをつくろうとしているようなものです。

ハーバード大学の調査でも、がんになる原因の三〇%はタバコとの結果が出ています。どのような統計でも、タバコを吸うことはがんの発生率を確実に上げると報告されています。

ですから、タバコをやめることは、がん予防に最も貢献するといえます。厚生労働省研究班も、「タバコを吸わないことは、がん予防が期待できる生活習慣である」と結論しており、日本人男性の場合ではタバコを吸わないと二九％もがんの予防になると発表しています。

お酒はほどほどに

それでは、お酒はどうでしょうか。お酒は、「百薬の長」とも呼ばれるように、適量であればストレスを解消し、健康増進に役立ちます。多くの研究では、飲むアルコールの量が多くないかぎり、アルコールとがんの因果関係は見つかっていません。厚生労働省研究班が日本人男性について調べた結果では、一日にアルコール二三グラム（ビール大瓶一本、日本酒一合、焼酎一二〇ミリリットル、ワイングラス二杯に相当）以上飲むと、大腸がん、胃が

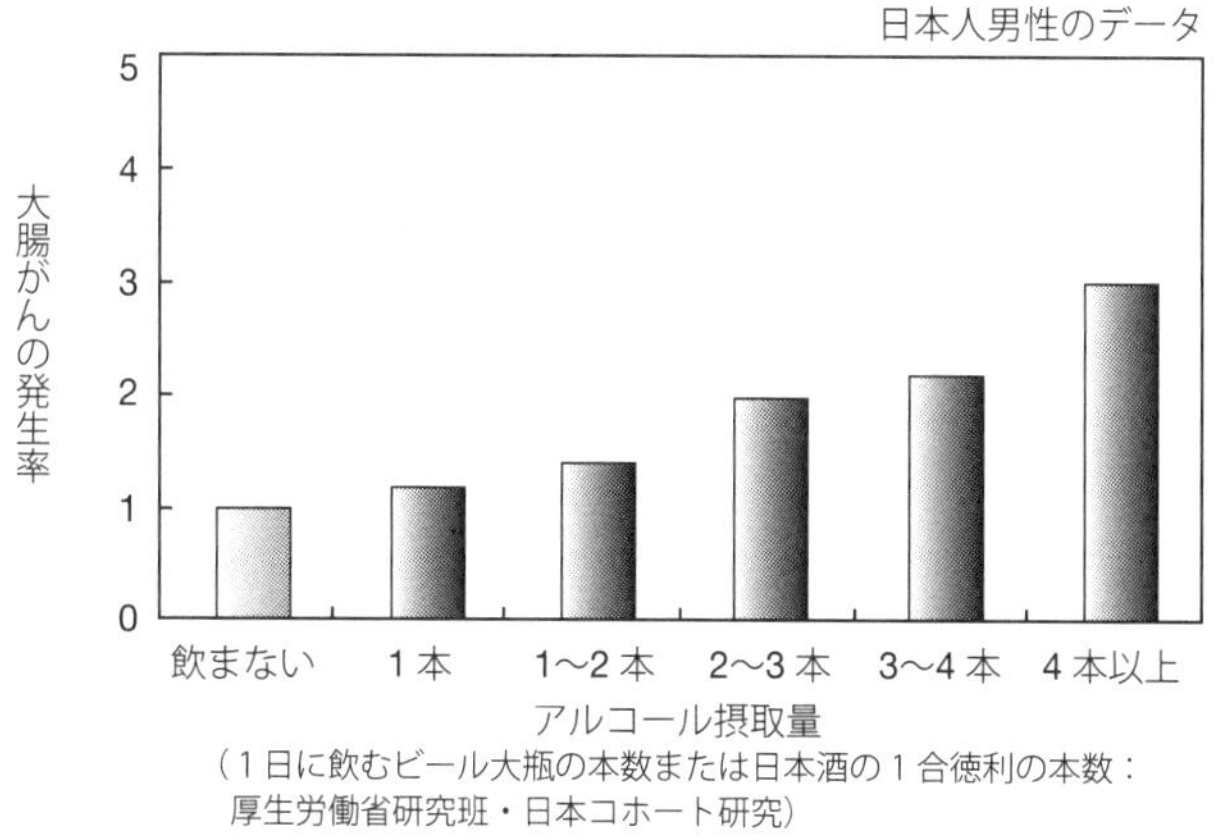

図35　大腸がんの発生率とお酒の関係

ん、食道がんになる危険度が高くなることがわかりました（図35）。女性も同じような傾向です。

いろいろな統計のなかには、一日にアルコール二三グラムの飲酒では、むしろがんの発生率が下がるデータもありますが、「過ぎたるは及ばざるがごとし」で、飲みすぎはやはり健康にもよくありませんし、がんの発生率を上げます。お酒は、ほどほどにというところでしょう。

毎日一万歩（約一時間）歩く

身体を適度に動かすことは、健康を増進し免疫力を高めるため、がんの予防につながります。定年後のアメリカ人男性七〇七人を一二年間調べた結果では、毎日三・二キロメートル（二マイル）以上歩く人たちのグループは、毎日一・六キロメートル以下しか歩かない人たちに比べて、すべての病気による死亡率が四一％減り、がんによる死亡率は五六％も減少していました。

また、四五～七四歳の日本人男女約八万人を対象にして行われた最近の日本のコホート研究によると、身体的活動のレベルが高いグループほど、がんの発生する割合が低くなる傾向が出ています（図36）。この調査での身体的活動が最も高いグループとは、毎日三時間以上立ったり、歩いたりする人たちを指します。このような身体的活動の最も高いグループでは、身体的活動が

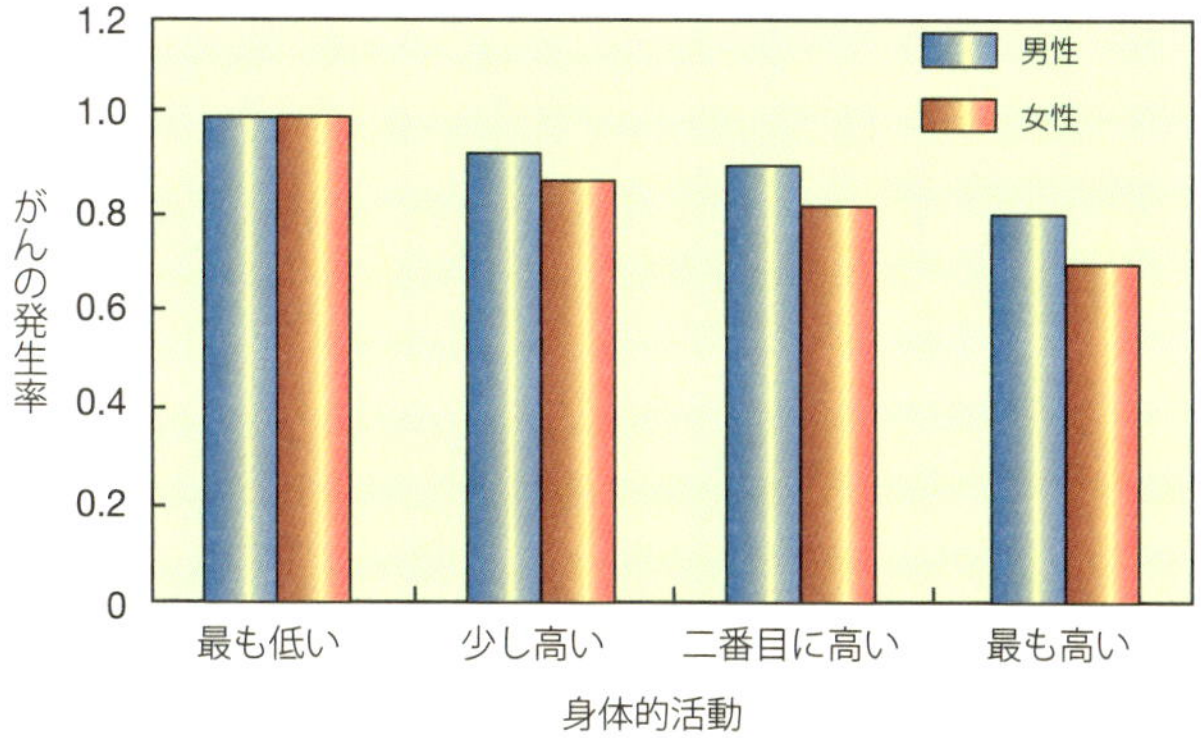

（厚生労働省研究班・日本のコホート研究）

図36　がんの発生率と身体的活動の関係

最も低いグループに比べて、すべての病気による死亡率が約三〇～四〇％低く、がんによる死亡率は約二〇～三〇％減少していました（表10）。

身体を動かす影響は、とくに大腸がんや乳がんに現れやすいようです。四〇～六五歳のアメリカ人女性約八万人を調査した結果では、余暇に毎日一時間以上歩くか、週二時間以上激しい運動をする人たちのグループは、まったく運動をしない人たちに比べて、大腸がんの発生率が三

表 10　運動のがん予防効果

毎日 3.2 ㎞以上歩く。	→	すべての病気による死亡率が 41%減り、がんによる死亡率が 56%減る。（定年後のアメリカ人男性 707 人、12 年間の調査）
毎日 3 時間以上立ったり、歩く。	→	すべての病気による死亡率が約 30〜40%減り、がんの死亡率も約 20〜30%減る。（45〜74 歳の日本人男女約 8 万人の調査）
1 日 1 時間以上歩く、または週 2 時間以上激しい運動をする。	→	大腸がんの発生率が 30〜40%減る。（40〜65 歳のアメリカ人女性約 8 万人の調査）

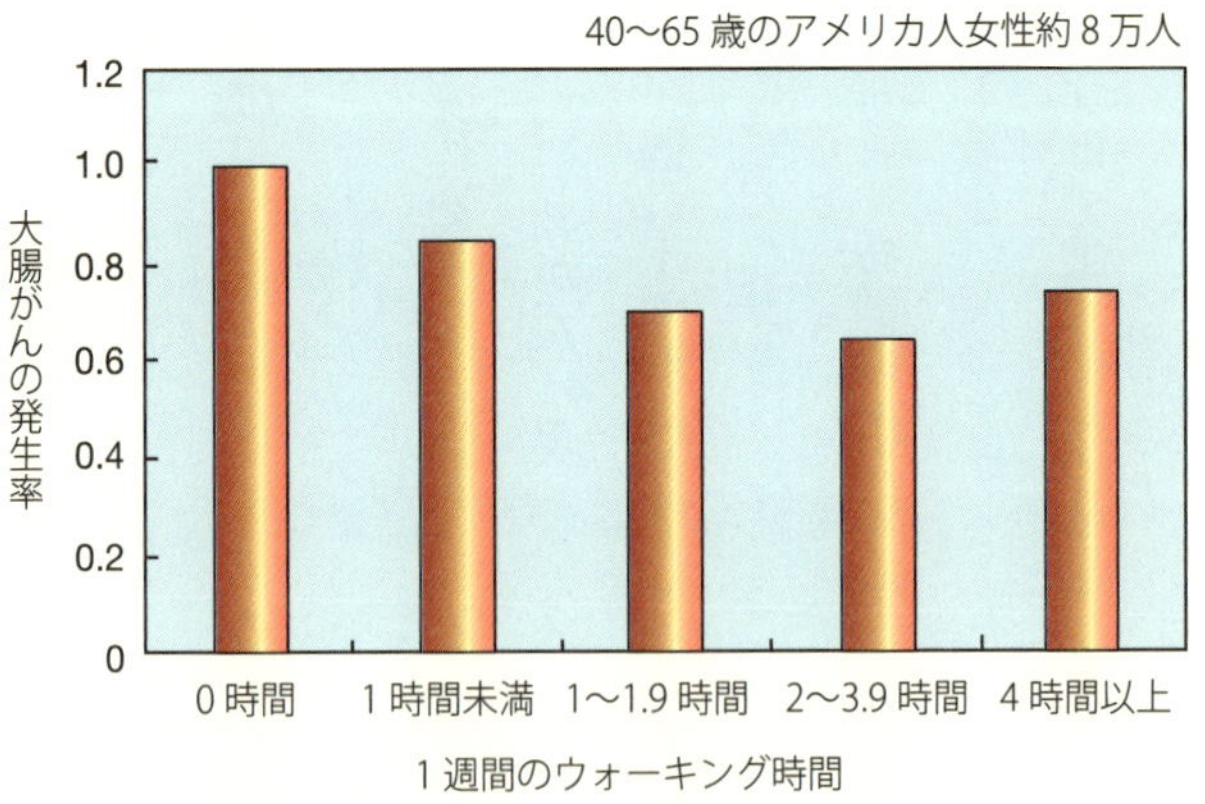

図 37　大腸がんの発生率とウォーキングの関係

〇～四〇％減少しています（図37）。乳がんについて、アメリカや日本で行われた調査では、スポーツをするなど身体的に活動的な女性の方が、乳がんの発生率が二〇～三〇％低いという結果が出ています。前立腺がんにおいても、スタンフォード大学で行われた調査では、スポーツをする男性は前立腺がんの発生率が一〇～三〇％低いと報告しています。

三キロメートル歩くには、約一時間かかります。アメリカがん研究財団は「がん予防一五カ条」の第三条に「一日一時間の活発な歩行と、週最低一時間の強めの運動」を、日本のがん研究振興財団は「がんを防ぐための一二カ条」の第一一条に「適度にスポーツをする」ことをあげてすすめています。

適度に身体を動かし、血液の循環をよくすることで、がんを予防しましょう。

肥満のヒトは大腸がんや乳がんになりやすい

ごく最近、がんと食物の摂取・肥満との関係について、「世界がん研究基金」の調査結果が報道されました。この調査結果でも、野菜・果物は「食道・胃・肺がんのリスク（発生率）をほぼ確実に下げ」、肉類・アルコールは「大腸・食道・乳がんのリスクを確実に上げ」、肥満は「いろいろながんのリスクを確実に上げる」と報じています。

肥満は運動不足とも関係しており、体重（キログラム）を身長（メートル）の二乗で割った肥満指数（BMI《ビーエムアイ》）で、日本では二五以上が肥満、一八・五以上二五未満が普通体重とされています。BMI三〇以上の高度の肥満グループや一八・五未満の低体重グループにおけるすべての病気での死亡率は、普通体重グループの約二倍ですから、太りすぎもやせすぎも健康によ

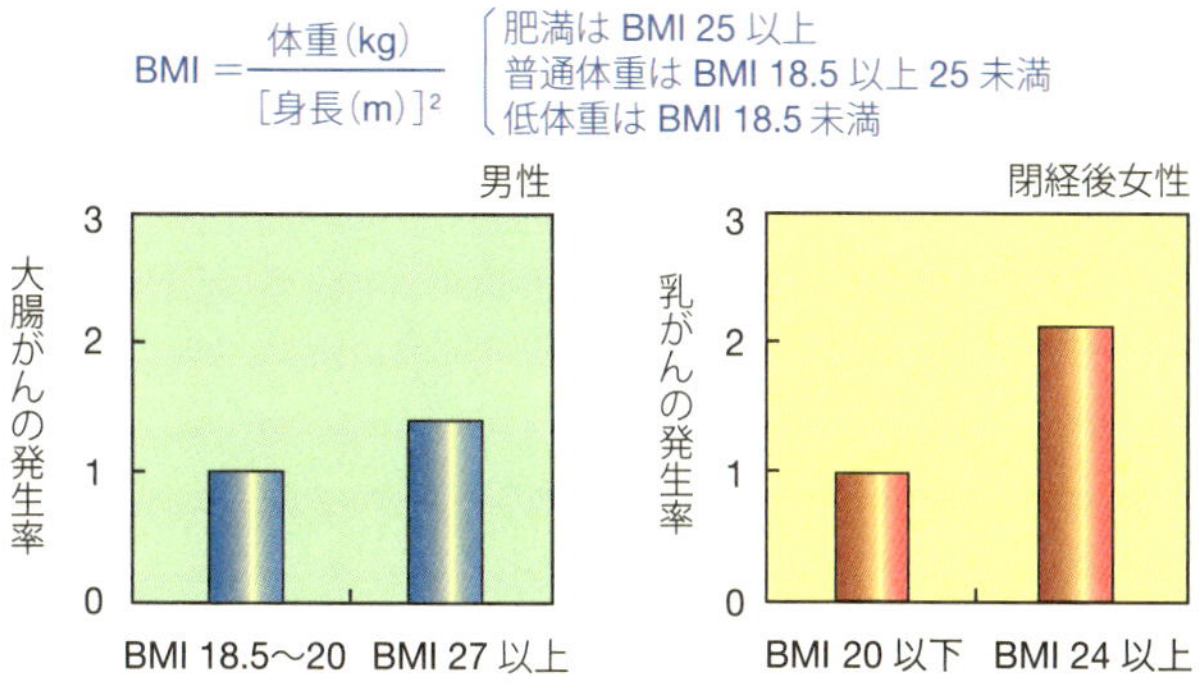
BMI ＝ 体重（kg）／［身長（m）］²
肥満は BMI 25 以上
普通体重は BMI 18.5 以上 25 未満
低体重は BMI 18.5 未満
男性
大腸がんの発生率
3
2
1
0
BMI 18.5〜20
BMI 27 以上
閉経後女性
乳がんの発生率
3
2
1
0
BMI 20 以下
BMI 24 以上

（厚生労働省研究班・日本コホート研究）

図38　肥満と大腸がん、乳がんの関係

くないことは明らかです。厚生労働省研究班の調査でも、肥満の男性は大腸がんになりやすく、閉経後の肥満女性は乳がんになりやすいという結果が出ています（図38）。最近発表されたウィスコンシン大学のグループがアカゲザルを使って二〇年調査した結果は、食事のカロリーを三〇％減らして飼育すると、死亡率が三分の一になり、がんや心臓病で死ぬ割合が半分に減るというショッキングなものでした。食事は少なめの方がよいということでしょう。

また、日本には欧米諸国に比べやせすぎの人が多いのですが、BMIが一九未満のグループのがんの発生率は、普通体重グループの一・三倍も高いという結果も報告されています。日本人は、年をとったら少し太めの方が健康にもいいし、がんにもかかりにくいといえるかもしれません。やはり食事は腹八分目に摂り、適度な運動をして健康体を保つことが、がんの予防にもよいようです。

胃がん予防は塩分カットで

食事中の塩分の摂りすぎは、血圧を上げて高血圧症や脳血管障害を起こすだけでなく、胃がんの原因にもなります。日本人が胃がんにかかる割合は世界の他の国々と比較して非常に高く、たとえばアメリカやブラジルに移住し

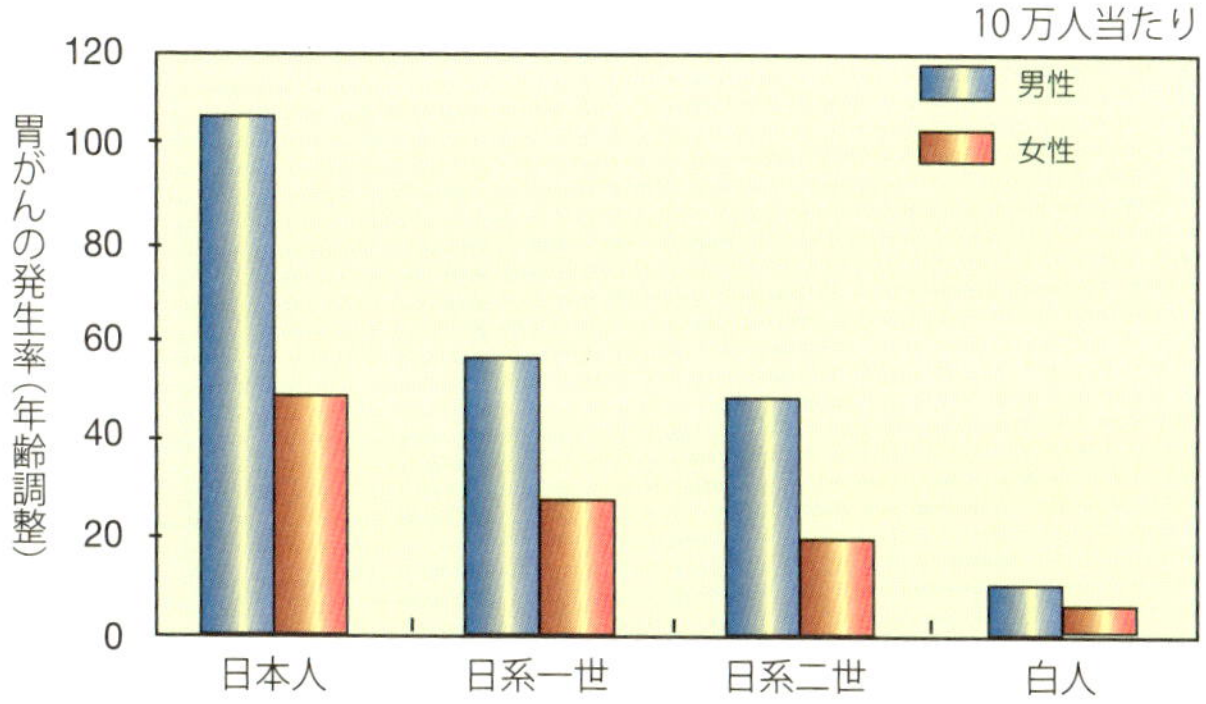

図 39　アメリカに移住した日本人の胃がん発生率

て年月が経つにつれ、その割合が減ってくるのは食事中の塩分が原因であると考えられています。図39から明らかなように、アメリカに移住した日系一世の人たちが胃がんになる割合は、日本に住んでいる日本人と比べて減っていますが、二世になるとさらに減少し、アメリカに住んでいる白人に近づいています。

これまでにも多くの調査結果が、塩分を摂りすぎると胃がんになりやすくなることを示してきましたが、厚生労働省研究班による約四万人の日本人を対象にし

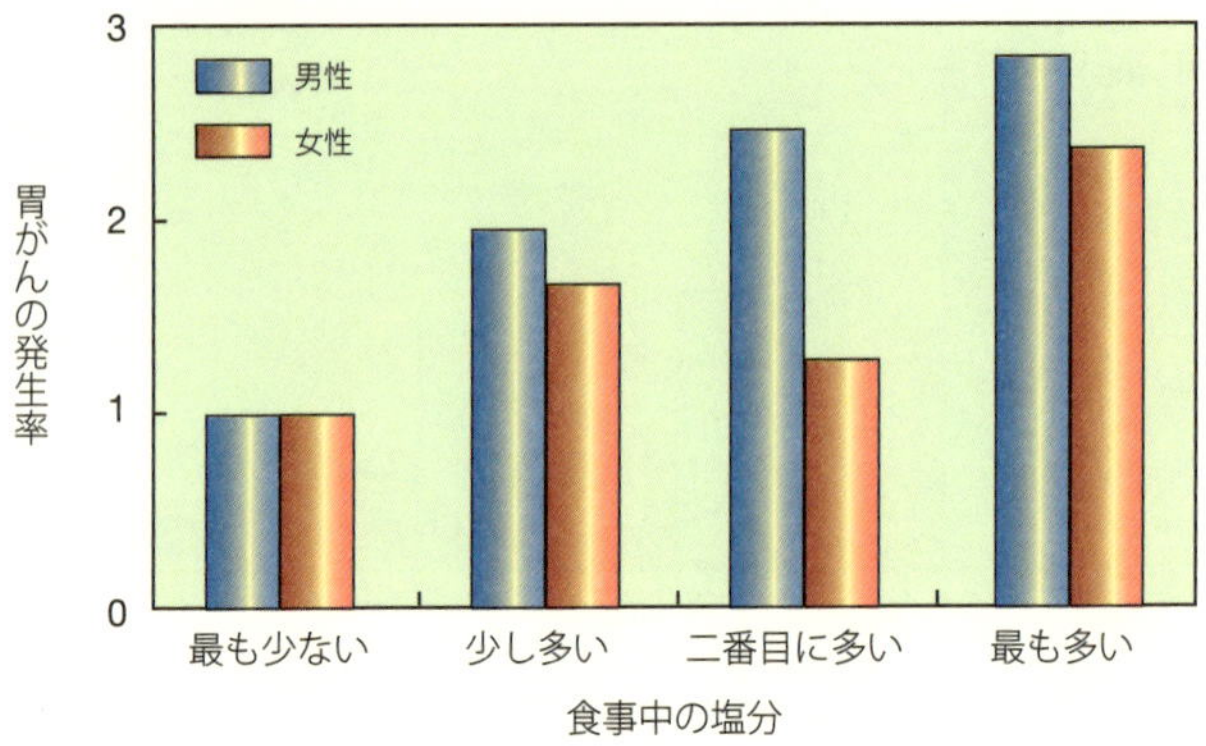

図40　胃がんの発生率と食事中の塩分の関係

た最近の調査結果では、男女ともに塩分を多く含む食事を摂る人ほど胃がんの発生率が二～三倍に高くなっています（図40）。日本でも、塩分摂取が少ない地域は胃がんの発生率が低く、多い地域では胃がんが多く発生しています。世界の国々でも同様で、食塩の摂取量が多い国では胃がんの発生率が高く、逆に少ない国々では低くなっています。

ではなぜ、塩分が多い食事は胃によくないのでしょうか。それは、塩分の濃度が高いと胃の粘膜に傷がつき、その結果、胃に慢性的な炎症が起きてしまうからです。このような状況は、がんが発生しやすい環境といえます。遺伝子が傷つきやすくなり、がん細胞が発生、増殖しやすくなり、免疫力が弱くなることで、発生したがん細胞を排除できなくなるのです。がん研究振興財団の「がんを防ぐための一二カ条」では、「塩辛いものは少なめに、あまり熱いものは冷ましてから」食べるようにすすめています。また、国立がんセンターの「日本人のためのがん予防法」の中でも、「塩蔵食品、食塩の摂取は最低限に。具体的には食塩として一日一〇グラム未満に」としています。

がん予防のために最低限心がけたいこと

予防効果のある食物

がんを予防するには、これまでに述べてきたもの以外に、いろいろな食物やサプリメントがよいといわれてきました。しかし、がんの予防に特定の一つの食品がよいという、誰もが納得する統計的な違いを出すことは簡単ではありません。それは、一人一人食べているものが違い、生活習慣も違うからです。たとえば、コーヒーや緑茶のがん予防効果については、効果があるという結果と、関係がないという調査結果が報告されています。最近の厚生労働省研究班のコホート研究では、緑茶は胃がん発生とは関係がないという結果が報告されています。また、コーヒーに関しては、ほとんど毎日コーヒーを飲む人は、肝がん発生率が五一％も減るということです。日本人を対象にして行われた他の四つの調査結果も、コーヒーは肝がんになる率を下げると報告しているので、コーヒーと肝がん予防には関係性があるといえるかもしれません。しかし、二〇〇九年に発表されたハーバード大学の調査では、コーヒーは大腸がんとは関係がないとされています。コーヒーは、飲みすぎると胃が荒れたり眠れなくなったりしますし、高血圧症や脂質異常症の原因にもなるので、コーヒーの中のどの成分が有効なのかが明らかにされるのを待つ方が賢明でしょう。

カボチャやニンジンに多く含まれる黄赤色のβ《ベータ》カロテンや、抗酸化作用のあるビタミンCやビタミンEは、健康を維持するために絶対に必要な化学物質で、健康補助食品のサプリメントとしても販売されています。これらの化学物質は、がんの予防になるのではないかと誰しも期待するのですが、実際に予防効果があるという臨床結果は出ていません。これらの物質を大量に摂取しても、大腸がんの初期に起こるポリープの発生を抑えられませんでした。また、βカロテンやビタミンEは肺がんの発生を減少させませんでした。また、βカロテンは皮膚がんの発生抑制にも効果がありませんでした。それどころか、βカロテンは肺がんになる危険性を少し増加させたと報告されています。このような現状ですから、βカロテンやビタミンC、ビタミンEは、健康維持に必要な量だけを摂るようにしましょう。何事も「過ぎたるは及ばざるがごとし」なのです。

大豆の中に多く含まれるイソフラボンが、日本人女性の乳がんの発生率を五四%も減らすという調査結果が報告されています。厚生労働省研究班の調査では、とくに閉経後の女性の乳がん発生率を六八%も減らすという結果が出ています。確かにイソフラボンは、細胞の中で情報の伝達を制御し、細胞のいろいろな生理作用に影響を与える化学物質です。しかし、乳がん以外のがんに対してはイソフラボンは関係がない、また逆にがんの発生率を高くするという結果も報告されており、イソフラボンとがんとの関係については、もう少し時間をかけて検討する必要があるようです。

生活習慣の注意点

現在の時点で、間違いなくがんを予防したり、がんになる危険性を高める生活習慣や食物をまとめると、次のようになります（表11）。予防のためにまず心がけたいことは、適度に身体を動かすことです。身体を動かすことには、スポーツだけではなく、肉体的な労働や家事、芸術活動なども当然含まれます。要するに、血液の循環をよくすることがポイントです。そして、野

表11　食物、生活習慣とがんの関係

がんを予防	運動	がんによる死亡率を20〜60%下げる。 大腸がん、乳がんの発生率を20〜40%下げる。 前立腺がんの発生率を10〜30%下げる。
	野菜・果物	食道がん、胃がんの発生率をほぼ確実に下げる。1日100g多く野菜・果物を多く摂ると食道がんの発生率が11%下がる。アメリカでは、野菜・果物を多く食べることが推奨されてから、がんによる死亡率が低下した。
がんの発生率を上げる	タバコ	タバコの煙には強力な発がん物質が50種類以上含まれている。すべての調査で喫煙者はがんによる死亡率が高い。
	アルコール	アルコールの飲みすぎは食道がん、胃がん、乳がん、大腸がんの発生率を確実に上げる。
	肥満	食道がん、乳がん、大腸がん、膵臓がんの発生率を確実に上げる。
	塩分	塩分摂取量が多い国や地域は胃がんの発生率が高い。

菜や果物を多く食べることです。緑黄色野菜がよいとはいえますが、特定の野菜や果物がよいと指定することは現時点ではできません。野菜や果物を多く食べるほど食道がんの発生率が下がるという結果も出ていますから、一日の目標四〇〇グラムというのが無難なところでしょう。食べすぎで胃腸を壊し、慢性的な炎症を起こしては逆効果です。

がんになる危険性を上げるといわれている生活習慣はやめましょう。わざわざ危険を冒すことはありません。とくに、タバコの煙はがんを発生させるという科学的根拠もあり、どのような調査でも、タバコを吸っている人はがんになりやすいという結果が出ています。また、アルコールや塩分は摂りすぎないように心がけましょう。

免疫力を高める

がん遺伝子、がん抑制遺伝子は誰もが必ずもっています。そのままならがんになりませんが、長い年月の間に正常な細胞中の複数個のがん遺伝子やがん抑制遺伝子に傷がつくと、それらの遺伝子の指令でつくられる「がんをつくるタンパク質」や、「がんを抑えるタンパク質」の活性が異常になり、がん細胞ができてしまうのです。ヒトの体内では毎日三〇〇〇～五〇〇〇個のがん細胞がつくられているといわれていますが、通常は免疫による監視機構によりがん細胞が排除されるので、がんにならずにすんでいます。しかし年をとると、体力が落ちるとともに免疫力も低下してきます。すると、がん細胞は監視機構をくぐり抜け、どんどん増殖します。また、免疫力が弱くなると、がん細胞は身体のいろいろな場所に転移して、そこでまた増殖します。

こうなると、もう治療は不可能です。

それでは、どうすればがん細胞が無秩序に増殖するのを防げるのでしょうか。それには遺伝子が傷つくのを防ぐことが第一で、タバコを吸わないことが大切です。繰り返し述べましたように、タバコの煙には発がん物質が五〇種類以上も入っており、遺伝子を簡単に傷つけてしまいます。アルコールの飲みすぎも、食道を傷つけたり遺伝子を傷つける可能性があります。

また、細胞内にビタミンCやビタミンEなどを増やすことも有効です。これにより、遺伝子に酸素が結合して傷つくことを防ぎます。しかし「言うは易《やす》く行うは難《かた》し」で、実際にはいろいろな問題があり単純にはいきません。なぜなら、正常な細胞の中では、いろいろな物質に酸素が結合するということが頻繁に行われているからです。実際にビタミンCやビタミンEを多く摂っている人が、がんになりにくいという確実な調査結果は出ていません。

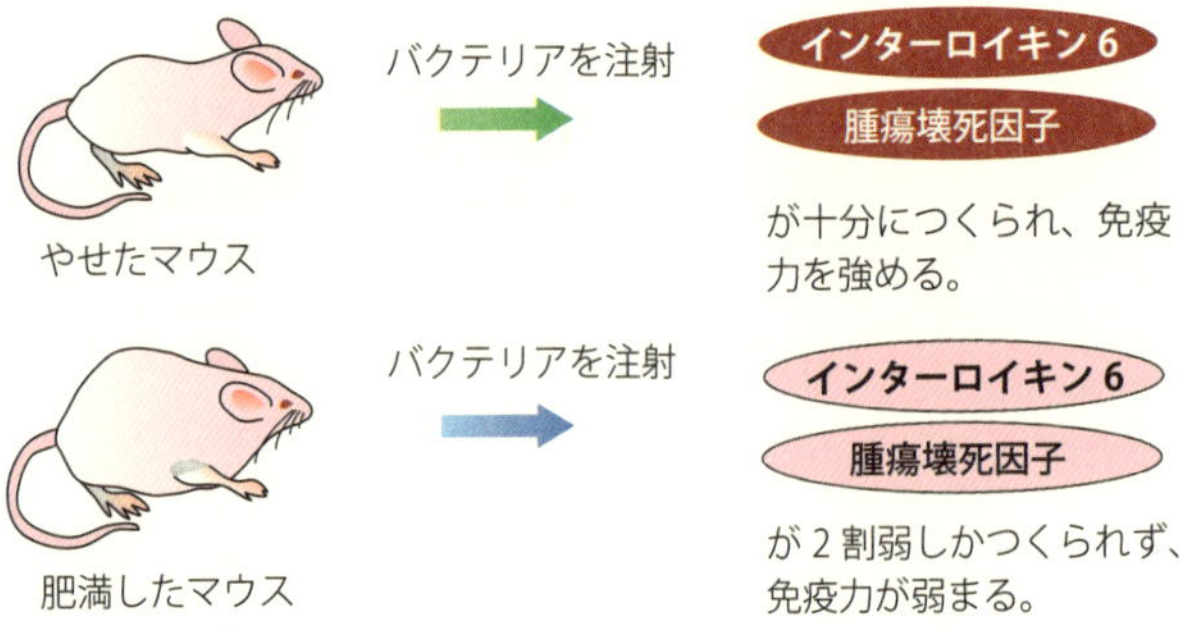
バクテリアを注射
インターロイキン6
腫瘍壊死因子
やせたマウス
が十分につくられ、免疫力を強める。
バクテリアを注射
インターロイキン6
腫瘍壊死因子
肥満したマウス
が2割弱しかつくられず、免疫力が弱まる。

図41　肥満と免疫力の関係

一方、できてしまったがん細胞を除くことはできるのでしょうか。世界中で行われた調査によると、がんになる確率が低かった人たちは、運動をし、緑黄色野菜や果物を多く摂る人たちでした。そのような人たちは、すなわち健康な人たちといえます。健康を害すると、免疫力も低下します。

がんがどうしてできるのかわからなかった時代に、研究者たちは動物モデルを使った実験で、免疫力を弱めるとがんができやすくなり、強めると一度できたがんが消えるのを何度も経験していました。最近では、免疫機能が低下している組織移植患者で、固形がん（胃がんや乳がんなど、臓器に発生するがん）の発生頻度が高いことが報告されています。

いったんできてしまったがん細胞は、免疫の司令塔役である樹状細胞の働きを抑える物質を放出して、免疫力を弱めます。さらに、がん細胞は身体の他の場所へ転移するときも、免疫力を弱めて妨害されないようにします。肥満の人は、大腸がんや乳がんにかかりやすいという調査結果がいくつもの研究グループにより発表されていますが、肥満になると免疫力が弱くなることが最近わかりました。肥満マウスでは、免疫に重要な働きをする二種類のタンパク質（インターロイキン６と腫瘍壊死因子）がつくられにくいのです（図41）。このことからもわかるように、がんを予防するには、免疫力を弱め

表12　免疫力チェック

1．	眠りが浅い
2．	ヘビースモーカーである
3．	運動不足である
4．	休日はほとんど外出しない
5．	よくカゼを引く
6．	疲れやすい
7．	傷が治りにくい
8．	ストレスを感じている
9．	心から笑ったことがない
10.	何事もやる気が出ない

ないこと、あるいは免疫力を強くすることが大切です。

心から笑う

年をとると免疫力も低下して、がんをはじめいろいろな病気にかかりやすくなりますが、健康であるということは免疫力も強い証拠です。しかし残念なことに、免疫力を具体的に測るよい検査法は現在のところありません。

がん遺伝子、がん抑制遺伝子は誰

もが必ずもっています。そのままならがんにはなりませんが、がん遺伝子やがん抑制遺伝子が変化し「がんをつくるタンパク質」や「がんを抑えるタンパク質」の活性のバランスが崩れることで、がん細胞ができてしまうのです。しかし、免疫力が強ければがん細胞はつくられません。がんを予防するには免疫力を高めること、あるいは免疫力の低下を食い止めることが重要なので、免疫力のチェックポイント一〇項目をまとめてみました（表12）。当てはまるものが二つ以下なら、あなたの免疫力は強いといえます。九番めの「心から笑ったことがない」は、免疫学者があげる説ですが、笑いは免疫力を強くするそうです。笑いにより遺伝子も活性化されるという証拠も発表されています。その点で、日本には昔から落語や漫才などの素晴らしい笑いの文化があるので、大事にしたいものです。

免疫機能を強化する食品・サプリメント

免疫機能を強化する食品・サプリメントは、これまでにいろいろ報告されています。最初は、一九六八（昭和四三）年にシイタケから精製した「レンチナン」に免疫力を強くする作用があることが報告されました。その後、二〇〇三年に「松かさの抽出液」やキノコの一種「メシマコブ」などに免疫増強作用があることが報告されています。アメリカでは、がん患者に放射線療法と併用して、松かさの抽出液を与えることによって良好な治療結果が得られています。

私は、アメリカのタンパベイ研究所から「松かさの抽出液」がどのような機構でがん予防に効果があるのか、調査を依頼されて研究しましたが、確かに免疫の司令塔役である樹状細胞を活性化していることがわかりました。タンパベイ研究所の所長によりますと、この松かさ抽出液のカプセルは免疫力を高めるので、インフルエンザの予防にもよいそうです。このカプセルは、タキソールという抗がん剤を開発したハウザー社が製造しており、製品の質や安定性には信頼がおけます（日本未発売）。今後、このカプセルを使った臨床試験が行われるでしょう。日本では免疫増強作用があるサプリメントとして、「メシマコブ」の錠剤や「大麦若葉」抽出液が発売されています。ただ、このような製品は一般的に非常に高く、一パックで三〜四万円ほどかかります。

豆科植物に注目

「もっと免疫力を増強するものはないだろうか」。そう考え実験を続けた結果、私が以前所属していた新潟薬科大学の研究グループは、いろいろな植物のうち豆科植物の中に抗がん・がん予防に適している二つの成分が含まれていることを発見しました。一つは免疫に重要な役割を果たしている樹状細胞を活性化する成分と、もう一つはがん細胞に「アポトーシス」を誘導してがん細胞を消滅させる成分です。アポトーシスとは、細胞が他に害を及ぼさずに死んでいく死に方の一つで、細胞の自殺と呼ばれています。役に立たなくなった神経細胞や免疫細胞は、アポトーシスにより除かれています。成人では、毎分、何百万個もの細胞がアポトーシスで除去されているといわれます。

豆類の抽出液は、一方では抗がん剤と同様がん細胞にアポトーシスを起こして消滅させ、もう一方では、免疫活性を強めてがん細胞を除去するという二つの側面をもっているということになります（図42）。そこで、六〇種類ほどの豆科植物を集め、これらの二つの活性が強いものがないかを調べました。その結果、日本でも六〇年ほど前までは煮豆などにして食べていたムクナ（八升豆）という豆の抽出液で活性が強いことがわかりました。ムクナは、一本の苗から八升（約一四・五リットル）もの豆が収穫できることから「八升豆」とも呼ばれるように、やせた土地で肥料がほとんどなくてもよく成育します。また、雑草を駆除し他の植物の肥料になり、土壌を改善し輪作が可能であるというメリットがあります。新潟県農業総合研究所の西原英治《にしはらえいじ》研究員（現・鳥取大学農学部准教授）は、休耕田や荒地にムクナを普及させ

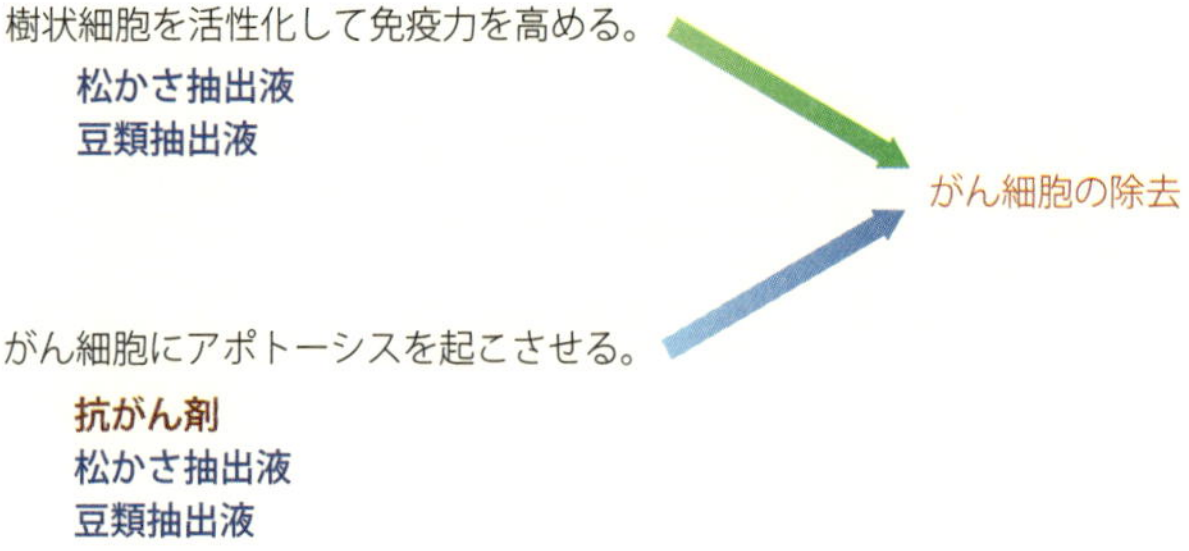
樹状細胞を活性化して免疫力を高める。
松かさ抽出液
豆類抽出液
がん細胞の除去
がん細胞にアポトーシスを起こさせる。
抗がん剤
松かさ抽出液
豆類抽出液

図 42　松かさ抽出液や豆類抽出液の効能

る努力をされています。

ムクナは、昔からアジアの国々ではさまざまな病気に対する生薬としても使用されていました。新潟調理師専門学校で調理法を調べてもらったところ、圧力鍋を利用すると柔らかな煮豆ができ、羊羹《ようかん》にも使えるそうです。現在は、製薬会社と協力して、ムクナなどの豆類から抗がん・がん予防活性のある食品やサプリメントをつくろうと試みています。

私たちの身のまわりにある豆科植物の中では、小豆《あずき》に強い抗がん・がん予防活性をもつ成分が含まれていました。実験の結果、小豆抽出液は、低濃度でがん細胞にアポトーシスを誘導しますし、樹状細胞を活性化する能力もあります。小豆は、日本では昔から「あん」として食べられていますので、こうした能力があることを改めて広めていきたいと思います。

慢性的炎症はがんのもと

炎症とは、組織の一部が傷ついたときに起こる防御反応で、血液の流れが増加し、その部位が赤くなったり、熱をもったり、はれたり、痛くなったりする症状をいいます。炎症それ自体は、身体の防御反応ですからよいことなのですが、炎症が長引く（慢性的な炎症）とがんを起こすことを証明するいろいろな研究が行われてきました。

たとえば、マウスの皮膚の下にプラスチックやシリカゲルを埋め込んだり、皮膚にパラフィン油を塗ったりすると、その部分に慢性的に炎症が起こり、がんが発生します。また、遺伝子に傷をつける発がん剤と、皮膚に塗るとヒリヒリして炎症を起こすクロトン油を一緒に動物に加えると、簡単にがんができることから、クロトン油中の活性成分を見出す研究が行われ、発がん促進剤として有名なTPA《ティーピーエー》という物質が発見されました。

臨床的にも、脂肪の分解を促進する胆汁からできた胆石が胆のう管に詰まり、その結果、胆のうに慢性的な炎症が起こると、胆のうがんが発生することが知られています。また、B型肝炎ウイルスが感染して、肝臓が慢性的な炎症を起こすと、肝がんになる危険度を一〇〇倍も増大させます。胃がんの原因の一つは、ヘリコバクター・ピロリ菌が胃に感染して慢性的な炎症が起こるためであると考えられています。このように、慢性的な炎症とがんは密接に関係しており、炎症ががんを起こす詳細な生化学的な機構も明らかにされています。

がん化学予防薬の候補・抗炎症剤アスピリン

それでは、慢性的な炎症を抑えれば、がん予防ができるのでしょうか。炎症を抑える非ステロイド系抗炎症薬（ＮＳＡＩＤ《エヌセイド》）を長期間使用している患者は、大腸がんの死亡率が低いことが観察されてきました。現在までに、約二〇の研究報告のうちの九割の結果が、ＮＳＡＩＤは大腸がんの発生率を下げることを示しています。最近、約一八万人のアメリカ人を対象に行われた調査では、ＮＳＡＩＤの一種であるアスピリンを毎日、長期間使用すると、大腸がんの発生率が三二％減少することが報告されました。この調査では、アスピリンは大腸がん以外にも、前立腺がんの発生率を一九%、乳がんの危険度を一七%減少させたという興味深い報告をしています。二〇〇九(平成二一)年のアメリカの肺がん学会では、アスピリンが肺がんの危険度を四三%も減少させたことをマサチューセッツ大学のグループが報告しました(図43)。

アスピリンには、消化管に出血を起こしたり、消化管に潰瘍を起こす副作用があるため、どのくらいの量をどのくらいの期間使用するか、管理が難しいという問題があります。しかしながら、アスピリンのように炎症を抑えればがんの予防になるという可能性を示したことは、今後、炎症に関わっているタンパク質を標的としたがんの新しい予防薬を開発する道をひらいたことになります。

このように、化学薬品を使ってがんを予防することを、化学予防といいま

炎症とは身体の局所的な防御反応で、病原菌が侵入したり、傷ついたときに、血液量が増加して、その部位が赤くなったり、熱をもったり、はれたり、ずきずき痛んだりする症状。

プラスチックやシリカゲルを埋め込んだり、皮膚にパラフィン油を塗り続ける。
慢性的な炎症が起こり、発がん

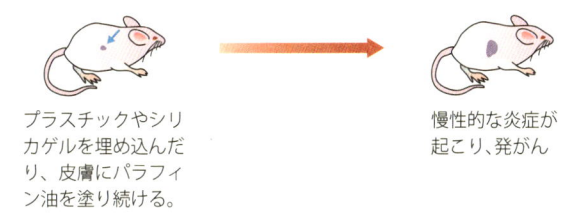

★　がんは、慢性的な炎症が起こっている部位に発生することが多い。

★　多くのがん組織で、炎症が起きているときにつくられるタンパク質が検出される。また、そのタンパク質の１つ TNF-α を培養液に加えると、正常細胞ががん化する。

★　炎症を抑える非ステロイド系抗炎症薬（NSAID）を長期間使用している患者は、大腸がんによる死亡率が低い。

★　NSAID の一種であるアスピリンは、大腸がんの発生率を 30〜50% 減少させ、この他にも、肺がん、乳がん、前立腺がんの発生率を減少させる。

図 43　慢性的な炎症とがん発生の関係

す。化学予防薬にはこの他に、乳がん手術後に再発を予防するためのタモキシフェンやラロキシフェンがあります。タモキシフェンやラロキシフェンには、抗エストロゲン作用があり、エストロゲンにより乳がん細胞が増殖しないように使用されます。エストロゲンは乳がん細胞のエストロゲン受容体に結合して作用しますから、タモキシフェンやラロキシフェンはエストロゲン受容体のない人には使用されません。また、タモキシフェンやラロキシフェンは遺伝子を傷つけたり、子宮がんを引き起こす危険性を増加させるとの報告もあるので、注意して使用することが大切です。

アスピリンやタモキシフェン、ラロキシフェンの例でわかるように、化学予防薬はリスクを伴いますが、今後は、リスクを理解し状況に応じて使用する機会が増えていくでしょう。

アスピリンは多くの人が使用する解熱、鎮痛薬ですが、なぜがんの予防に効果があるのでしょうか。アスピリンは、炎症を引き起こすシクロオキシゲナーゼ2という酵素を阻害し、炎症を抑えます。多くのがんは、まず発がん物質により遺伝子が傷つき、次にその発がん物質の作用を促進する物質が働くことで発生します。炎症を起こす物質の多くには、発がん物質の作用を促進する働きがあり、炎症を抑えることは発がん促進作用を抑えることになるのです。

アスピリンは、シクロオキシゲナーゼ2を阻害して炎症を抑えるので、それが発がんを抑制するのです。炎症を起こす生化学的な機構は詳細に解明されています。その機構には多くのタンパク質が関わっているので、今後はそれらを標的にした多くの化学予防薬が開発されるでしょう。

おわりに――がんで死なないために

がんで死なないためにはどうしたらよいでしょうか。「白血病は治療の根本方針もわからない」と医学界でいわれていたのは、わずか七〇年ほど前のことです。約三〇年前に、がんを起こす遺伝子（src《サーク》）が発見されて、がんの仕組みがわかりはじめました。また、約二〇年前に白血病に対する最初の特効薬であるレチノイン酸が発見されてから、がんの治療効果は現在では急激に上昇しています。

昔は「一〇年ひと昔」といわれましたが、現在では、「五年ひと昔」

と感じられるくらい科学が進歩しています。五年後には、がんの治療法も著しく進歩するでしょうし、がんの特効薬もさらに飛躍的に増えるでしょう。また、患者一人一人に対して、どの遺伝子が傷ついてがんが生じたのかという分析が可能になり、がん細胞の中に薬や放射線が効きにくく再発の原因にもなる「がん幹細胞」が存在するのかという問題も解決するでしょう。ですから、とりあえず五年間は、がんを発生させないことです。

そのためには、まず食生活の工夫でがんになることを予防しましょう。食事が原因のがんは三〇%にものぼります。予防のためには、野菜や果物を多く摂るよう心がけます。また、豆類を多く摂り、免疫力を高めることをおすすめします。がん研究振興財団が推奨しているがんを防ぐ食品の中にも豆類は入っています。

また、三〇％はタバコが原因なので、今日からタバコはやめましょう。タバコを吸い続けている人は、がんをつくる努力をしているようなものです。理論的には禁煙で三〇％がんの予防ができるはずです。次に、適度な運動や精神的、芸術的活動を積極的に行い、健康な身体と精神状態を保ち、免疫力が落ちないようにすることです。皆さんのまわりにも、「あの方はどうしてあんなに元気なのだろう」と驚くような人がおられると思います。有名人では、九八歳で聖路加国際病院理事長の日野原重明《ひのはらしげあき》さんや、八九歳で現役俳優の森光子《もりみつこ》さん、八六歳の三國連太郎《みくにれんたろう》さんなどです。そういう元気な人たちは、どうしたら肉体的にも精神的にも健康でいられるかという秘密を知っているのでしょう。ぜひ、そういう人たちの生き方を見習って、肉体的にも精神的にも健康な生活を送れるように努めましょう。それが、免疫力を低下させないことにつながります。

また、慢性的な炎症を起こさせないことです。これは、食生活の工夫とも関連があり、塩分の多い食事や、非常に硬い食物、熱いものなどは、慢性的な炎症を起こす恐れがあるので避けましょう。タバコを吸い続けることも、肺に慢性的な炎症を起こします。ウイルスや細菌が感染して、長期間、身体に住み続けても、炎症が起こりがんが発生することがあります。

つまり、炎症を長期間起こすような食生活、生活習慣、外敵などを避けることが重要なのです。

それでも老化は徐々に進行し、傷ついた遺伝子は増え、免疫力は衰えて、がん細胞ができやすくなっていきます。とはいえ、たとえ五年後にがん細胞ができても、発病までに一〇～二〇年の時間がかかりますから、現在七〇歳の人なら他の病気にならなければ八五〜九五歳くらいまで生きられます。そのころには、各個人の生活習慣・環境や遺伝子情報を基に、がんが身体のどの場所にできるかというがんの予知診断が行われているでしょう。がんができても、現在より早い段階で検出ができ、有効な抗がん剤も飛躍的に増えているでしょうから、治療効果も上がるでしょう。不安にならずに、前向きに明るくがん予防を励行して、何とか五年間はがんを発生させないように努めましょう。

残念ながら、すでにがんが身体の中にできているヒトがいるかもしれませんが、なんといっても早期発見・早期治療が大事です。がんは時間が経つほど、自分自身が住みやすく増殖しやすい環境を身体の中につくってしまいます。六〇歳ころからがんの発生率が急に高くなるので、六〇歳を過ぎたら、年に一度は必ずがん検診や人間ドックを受診されることをおすすめします。がん検診の受診率は、アメリカやヨーロッパの国々の六〇～八〇％に比べ、日本は二〇～三〇％とまだまだ低い状態にとどまっています。この点でも、日本にはがんによる死亡率を下げるための改善の余地は十分にあります。

しかし、現状ではさまざまな理由から、がん検診を受けにいけない人も多いでしょう。そういう人は、自分自身で身体の異常に気をつけ、少しでも異常を感じたらすぐにがん検診を受けてください。がんは早期に発見し、治療をすれば、治療効果が上がります。

また、最近はがんに関する多くの情報が連日のように報道されています。とくに、テレビや新聞・雑誌、インターネットなどでは、話題性のある目新しい情報ばかりが報道されがちです。中には、検証中のものなどを、あたかも実証されたもののように紹介していることもあります。たとえば、先日テレビで、「がんワクチン療法」がすべてのがんに効果があるかのように紹介されていました。本文でも述べましたが、「がんワクチン療法」は非常に有望とはいえ、現状では効果はまだ限定的で、何パーセントの患者に有効であるという統計的な結果も出ていません。ですから、他のよい治療法をすすめる医師の勧告を聞かずに「がんワクチン療法」に固執してしまうと、早期治療のチャンスを逃すことにもなりかねません。このようなことは過去にも数多くありましたが、今後は日常茶飯事のように出てくるでしょう。自分の身を守るには、科学的に物事を判断する力をつけることがますます重要になってきますので、本書がその一助となれば幸いです。自分ができることに最善を尽くし、これからの科学の進歩を信じて、明るくたくましく納得のいくまで長生きをしましょう。

この本は、一般の読者のために、なるべく専門的な用語を使わず、わかりやすい説明を心がけました。そのため、通常は参考にした文献や論文を明記しますが、それらを割愛させていただいたことをお断りします。

中谷　一泰

著者◎中谷　一泰（なかや・かずやす）
1939年生まれ。早稲田大学第一理工学部応用化学科卒業。東京工業大学理学部化学科大学院修了。東京工業大学理学博士。昭和大学薬学部専任講師、助教授を経て1991年昭和大学薬学部教授。2004年新潟薬科大学応用生命科学部教授。現在、昭和大学名誉教授、新潟薬科大学名誉教授。昭和大学、新潟薬科大学、シカゴ大学、ロックフェラー大学で、がん細胞や抗がん・がん予防剤についての研究を35年間行い、約180の研究論文を発表。著書（共著）に、『生命現象の化学』（講談社）、『生化学の理論』（三共出版）、『NEW生化学』（廣川書店）など。監訳書に『カラー生化学』（西村書店）がある。

がん予防時代　最低限、必要なこと

2010年2月1日　初版第1刷発行

著　者　中谷一泰
発行者　西村正徳
発行所　西村書店
東京出版編集部　〒102-0071 東京都千代田区富士見2-4-6
Tel.03-3239-7671　Fax.03-3239-7622
www.nishimurashoten.co.jp

印刷・製本　中央精版印刷株式会社

ISBN978-4-89013-649-0

西村書店 図書案内

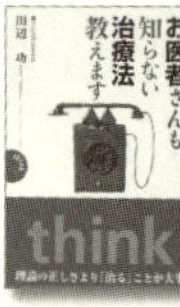

患者さんへの熱意から生まれた〈効く〉治療法！

お医者さんも知らない治療法教えます

田辺 功 著

●B6変型判・二五六頁 ◆1365円

糖尿病は自分でも治せる。がん治療はあきらめないで。画像で見えるうつ病など、ベテラン医療記者が紹介。

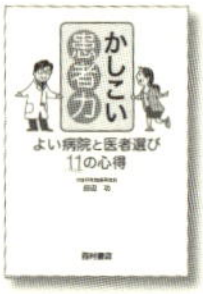

かしこい患者力 よい病院と医者選び11の心得

田辺 功 著

●B6変型判・二五六頁 ◆1000円

病気になった時に医師や病院と上手に付き合い、「賢い」患者になる知恵満載！医療過誤問題等もわかりやすく解説。

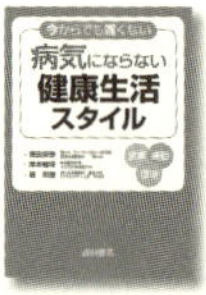

今からでも遅くない

病気にならない健康生活スタイル

徳田安春／岸本暢将／星 哲哉 著

●B6変型判・二五六頁 ◆1000円

健康で美しく元気に生きるための秘訣を現役の医師がアドバイス。0歳からでも100歳からでもできる！

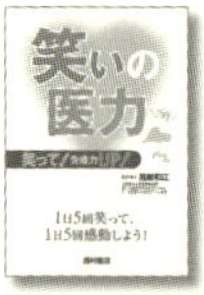

笑いの医力

高柳和江 著

●B6変型判・二三二頁 ◆1000円

肩こり・腰痛の軽減、NK細胞の活性化、免疫力アップなど笑いの効能を紹介。1日5回笑って、5回感動しよう！

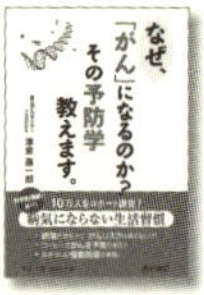

なぜ、「がん」になるのか？その予防学教えます。

国立がんセンター 津金昌一郎 著

●四六判・二〇八頁 ◆1575円

がんだけでなく、脳卒中、心臓病など生活習慣病にもスポットをあてる。

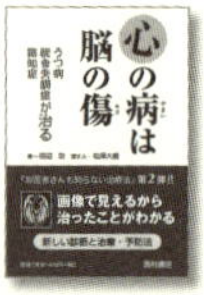

心の病は脳の傷

田辺 功 著／松澤大樹 話す人

●四六判・二二三頁 ◆1470円

うつ病、統合失調症、認知症など、心の病気の原因を突き止め、治療法を確立。経験に基づく画期的な診断法と治療法を解説。

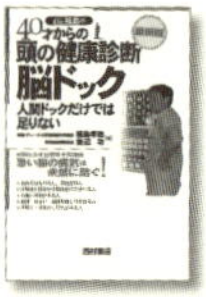

40才からの 頭の健康診断 脳ドック 最新版

福島孝徳／田辺 功 著

●四六判・二三八頁 ◆1575円

米国で「ラストホープ（最後の切り札）」と呼ばれる福島ドクターが、脳ドックの利用法、脳の病気とはどんなものかを解説する。

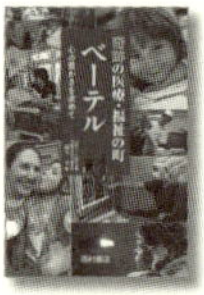

奇跡の医療・福祉の町 ベーテル 心の豊かさを求めて

橋本 孝 著

●四六判・二四八頁 ◆1575円

ドイツのビーレフェルトという町に、「ベーテル」という総合医療福祉施設がある。「施しより仕事を」をモットーに、障害がある者もない者も共に働き生活することで、共生を目指している。